漫话男科疾病

主审 李曰庆 李海松　　主编 王 彬 马健雄

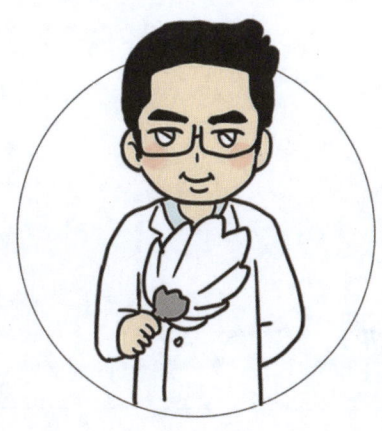

西北大学出版社

·西安·

图书在版编目（CIP）数据

漫话男科疾病 / 王彬, 马健雄主编. -- 西安：西北大学出版社, 2024. 11. -- ISBN 978-7-5604-5528-0

Ⅰ. R697-49

中国国家版本馆CIP数据核字第2024JZ0346号

漫话男科疾病
MANHUA NANKE JIBING

主　　编	王　彬　马健雄
出版发行	西北大学出版社
地　　址	西安市太白北路229号
邮　　编	710069
电　　话	029-88303310
网　　址	http://nwupress.nwu.edu.cn
电子邮箱	xdpress@nwu.edu.cn
经　　销	全国新华书店
印　　装	运河（唐山）印务有限公司
开　　本	787mm×1092mm　1/16
印　　张	15.5
字　　数	130千字
版　　次	2024年11月第1版　2024年11月第1次印刷
书　　号	ISBN 978-7-5604-5528-0
定　　价	50.00元

本版图书如有印装质量问题，请拨打电话029-88302966予以调换。

《漫话男科疾病》编委会

主　审　李日庆　　北京中医药大学东直门医院
　　　　　李海松　　北京中医药大学东直门医院

主　编　王　彬　　北京中医药大学东直门医院
　　　　　马健雄　　浙江中医药大学附属第一医院

副主编　陈望强　　浙江省中西医结合医院
　　　　　任怡宣　　北京中医药大学东直门医院
　　　　　张华南　　北京中医药大学东直门医院
　　　　　王继升　　北京中医药大学东直门医院

编　委　鲍丙豪　　中日友好医院
　　　　　党　进　　北京中医药大学东直门医院
　　　　　代恒恒　　中国人民解放军总医院
　　　　　邓　省　　北京中医医院顺义医院
　　　　　冯隽龙　　北京中医药大学东直门医院
　　　　　管斯琪　　首都医科大学附属北京妇产医院
　　　　　韩　亮　　北京中医药大学东直门医院
　　　　　邓龙生　　厦门市中医院
　　　　　李　潇　　河南中医药大学第一附属医院
　　　　　毛鹏鸣　　北京中医药大学东直门医院
　　　　　王景尚　　首都医科大学附属北京妇产医院
　　　　　孙　松　　北京市昌平区中医医院
　　　　　杨　勇　　北京中医药大学东直门医院
　　　　　陈骥漩　　北京中医药大学东直门医院
　　　　　黄念文　　北京中医药大学东直门医院
　　　　　黄文涵　　浙江中医药大学

主编简介

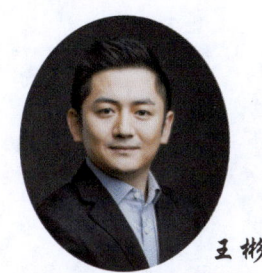
王彬

王彬，主任医师、教授、医学博士、博士研究生导师、博士后指导老师。

全国名中医、首都国医名师李曰庆教授学术继承人。国家中医药管理局重点学科"中医男科学"后备学科带头人，中华中医药学会"青年托举人才""中青年创新人才""雏鹰临床人才""基层科普人物"，北京中医药大学岐黄中医药基金传承发展奖优秀继承人、优秀青年教师、"青年名医"培养对象，北京中医药大学东直门医院"十佳医师""优秀教师"。

担任中华中医药学会男科分会常务委员兼秘书长、中国中药协会男科药物研究专业委员会执行主任委员、中华志愿者协会中西医结合专家志愿者委员会男科学组组长、中华中医药学会生殖医学分会常务委员兼青年副主任委员、北京中医药学会理事、北京中医药学会男科专业委员会主任委员等学术职务。

主编简介

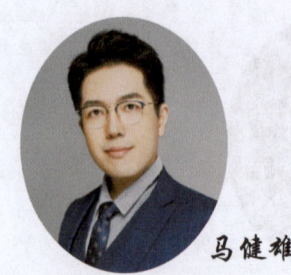

马健雄

马健雄，主治医师、助理研究员、医学博士、博士后。

师从全国著名男科专家北京中医药大学东直门医院李海松教授。入选中华中医药学会"青年托举人才工程"，浙江省"新苗人才"，杭州市"青年科技人才"。担任中华中医药学会男科分会青年委员、中国中药协会男科药物研究专业委员会委员、中华中医药学会科普分会青年委员、中华中医药学会生殖医学分会青年委员。

擅长中西医结合诊治性功能障碍（勃起功能障碍、早泄、性欲低下）、男性不育症、慢性前列腺炎、男性更年期综合征等男科疾病，以及男性养生保健、身体调理、两性咨询等。

主持国家自然科学基金青年项目1项，博士后面上基金1项，浙江省自然科学基金1项，厅局级课题多项；在国内外期刊发表论文60余篇，科普文章100余篇。

序 言

自古以来，中医秉持"医不叩门"的原则，即未经患者或其家属邀请，医者不主动上门施治。然而，药王孙思邈在《备急千金要方·大医精诚》中倡导的"先发大慈恻隐之心……见彼苦恼，若己有之，深心凄怆"要求医者面对病患的痛苦，应如同身受，心怀悲悯。中医男科，作为一个既古老又新兴的学科，因疾病特性和患者隐私的限制，多遵循"医不叩门"的原则。但一旦患者主动求诊，医者便须"有求必应"，以丰富的临床经验与精湛的医术，为患者解除病痛与烦恼。

随着经济社会的发展与竞争的加剧，男科疾病患者数量与日俱增。受传统观念和心理障碍的影响，许多患者羞于就医，导致病情延误。部分患者病急乱投医，效果往往不尽如人意；还有些患者尝试自行查阅相关图书以求防治，但专业内容深奥难懂，难以把握。因此，广大男性迫切需要一种能够深入浅出、通俗易懂地传授权威专业知识和临床经验的讲解方式。

《漫话男科疾病》一书正是在这样的背景下应运而生的。该书由东直门医院男科团队中的杰出代表王彬教授和马健雄博士潜心编写，旨在满足广大读者对男科疾病知识的渴求，并助力男科医务工作者、医学生深化对男科疾病诊疗思路的理解。

东直门医院男科自20世纪80年代起步，于2005年独立成科。历经数十年的积淀，该团队在慢性前列腺炎、男性不育症、阳痿、早泄等疾病领域开展了大量深入的临床和科研工作，取得了显著成果，形成了独特而有效的治疗体系。团队提出的"治疗男性不育症要微调阴阳""前列腺炎络病理论"等学术观点，在中医药治疗男科疾病方面处于国内领先地位，学术影响力卓越。

本书基于东直门医院男科团队的临床诊疗经验，系统总结、提炼了大量临床病例，将中西医诊疗的智慧凝练融合，再邀请专业画家进行艺术创作，绝非空谈编造。《漫话男科疾病》寓意深远，主要内容以36种策略为框架，巧妙地将治疗男科疾病的临床理念融入其中。如"主宾倒置"策略揭示了精索静脉曲张与男性不育症的紧密联系；"不堪重负"策略则分析了肥胖对男性不育症的影响；"循序渐进"策略探讨了糖尿病与勃起功能障碍的临床施治；"转移视线"策略则讨论了前列腺炎疼痛的转移性质……

对于广大男性读者而言，《漫话男科疾病》是一本生动实用的科普读物，能够引领他们深入探索男性健康的奥秘；对于临床工作者而言，此书不仅能够启发新思维，还能显著提升临床诊疗效果；而对于男科领域的专业医生而言，它更是一部不可或缺的参考书。

该书根植于作者多年的研究成果与临床经验，经过系统整理与升华，再辅以艺术化的表达，使得内容既翔实丰富又生动有趣，确保了科学的严谨性。书中理论与实践紧密结合，传统智慧与现代创新交相辉映，为读者与医学从业者提供了宝贵的学习资源与思维拓展的契机。

是为序。

李曰庆　李海松
2024年10月于北京

前 言

尊敬的读者：

欢迎您踏入《漫话男科疾病》这一知识的殿堂。本书独辟蹊径，将36种策略智慧与现代男科疾病的诊疗认知巧妙融合，以轻松幽默的笔触，为您揭开医学知识的神秘面纱。通过一系列妙趣横生的漫画故事，我们旨在让男性朋友在愉悦的阅读体验中，轻松掌握预防与应对常见健康问题的关键知识。

长久以来，男性健康，尤其是男科疾病领域，往往被忽视。传统观念中，男性被赋予坚强无畏的形象，这导致他们在面对健康挑战时往往选择沉默。然而，这种沉默不仅侵蚀了个人的生活品质，也给家庭和社会带来了无形的负担。正是基于这样的背景，我们精心策划了这本书，旨在打破沉默，鼓励男性更加主动地关注自己的健康状况。

《漫话男科疾病》一书来源于全国名中医李曰庆教授和李海松教授日常的诊疗过程，不仅是一部科学普及男科知识的佳作，更是一本融入古代智慧的实用指南。书中创新性地将36种策略应用于男科疾病的认知与治疗，彰显了名医智慧，让读者在享受趣味故事的同时，深入洞悉男科疾病的本质，并对自己的健康状况获得全新的理解与认识。我们坚信，这种古今交融的手法，不仅能让医学知识变得通俗易懂，更能为严肃的健康议题增添一抹轻松幽默的色彩。

本书内容涵盖广泛，包括但不限于以下几个方面。①常见男科疾病：男性不育症、勃起功能障碍、早泄、前列腺炎等。我们将深入分析这些疾病的成因、症状及治疗方法，并借助36种策略帮助读者理解疾病的应对之道。②性健康：探讨性健康的重要性，以及如何维护良好的性健康，为男性朋友提供全面的性健康指导。③心理健康：关注男性在面对压力、焦虑和抑郁时的应对策略，帮助读者建立健康的心理状态。④生活方式与健康：强调健康生活方式对预防疾病的重要性，提供实用的建议，帮助读者养成健康的生活习惯。⑤自我检查与预防：教授读者如何进行生殖系统的自我检查，以便早期发现疾病。⑥寻求专业帮助：提供关于如何识别问题并寻求医疗援助的建议，帮助读者在需要时及时获得专业帮助。

为确保内容的科学性与准确性，我们邀请了男科领域的多位权威专家参与编写，并参考了大量权威医学文献。同时，我们也注重内容的趣味性和可读性，力求让每位读者在阅读时都能轻松愉快地掌握必要的健康知识。

在此，我们想再次强调，健康是每个人的权利，也是每个人的责任。通过这本书，我们希望能够帮助男性朋友们更加深入地了解自己的身体，以更加自信的姿态面对生活中的各种挑战。如果您在阅读过程中有任何疑问或需要进一步的帮助，请随时与我们联系。

祝您阅读愉快，健康长伴！

王 彬 马健雄

2024年10月于北京

目录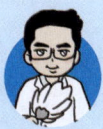

- **总论**
  - 一、标本兼治——从"肝"论治男科疾病的重要性 /3
  - 二、心平气和——男科患者焦虑、抑郁的诊疗策略 /9
  - 三、循循善诱——论男科医患的沟通艺术 /14

- **男性不育症**
  - 四、趁火打劫——发热对男性生育力的影响 /23
  - 五、规行矩步——遵守男科防护规定的意义 /28
  - 六、防微杜渐——合理运用检查手段可以见微知著 /34
  - 七、主宾倒置——精索静脉曲张在男性不育症的治疗中是"客"还是"主"？/41
  - 八、双管齐下——中西合璧全方位干预男性不育症 /47
  - 九、蓄势待发——谈谈如何科学备孕 /54
  - 十、无迹可寻——男性不育症"无证可辨"时怎么办？/61
  - 十一、阴平阳秘——"微调阴阳"治疗男性不育症 /67
  - 十二、暗藏杀机——谈谈对男性生育力有影响的药物 /74
  - 十三、不堪重负——肥胖对男性生育力的影响 /80
  - 十四、潜移默化——电磁辐射对精子的损伤有多大？/86

- **勃起功能障碍**
  - 十五、胸有成竹——自信是疗效的前提，疗程是疗效的保障 /95
  - 十六、内外兼修——中西医结合治疗勃起功能障碍 /101
  - 十七、循序渐进——治疗糖尿病性勃起功能障碍的策略 /108
  - 十八、爱情保鲜——如何应对"七年之痒"？/114
  - 十九、一箭双雕——治疗勃起功能障碍居然改善了脑中风后遗症 /120
  - 二十、初出茅庐——新婚勃起功能障碍怎么破？/126
  - 二十一、坐镇中枢——雄激素对男人的重要意义 /132

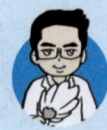

早泄

二十二、欲擒故纵——早泄的行为疗法 /141

二十三、巧借东风——抗抑郁药可以治疗早泄吗？ /147

二十四、审时度势——中医对早泄的辨证施治 /154

二十五、如鱼得水——如何获得"完美"的性生活？ /159

前列腺炎

二十六、明辨是非——正确认识慢性前列腺炎 /167

二十七、妙手回春——保护前列腺，治疗精液不液化的策略 /174

二十八、转移视线——前列腺炎的疼痛为什么会转移？ /180

二十九、卷土重来——前列腺炎为何会复发？ /186

三十、克敌制胜——慢性前列腺炎从瘀论治 /191

前列腺增生

三十一、抓住核心——前列腺增生不同阶段的不同应对策略 /199

男科漫谈

三十二、柳暗花明——反复性胚胎停育的治疗 /209

三十三、量体裁衣——男性迟发性性腺功能减退的阶段性治疗 /214

三十四、泰然自若——前列腺癌真的有这么可怕吗？ /220

三十五、虚虚实实——论真肾虚与假肾虚 /226

三十六、心知肚明——如何正确看待性功能的变化？ /231

总论

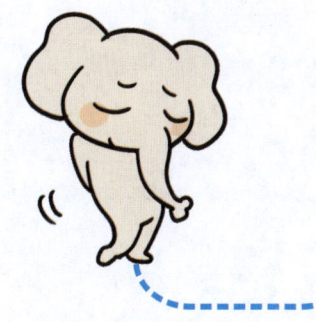

一、标本兼治

从"肝"论治男科疾病的重要性

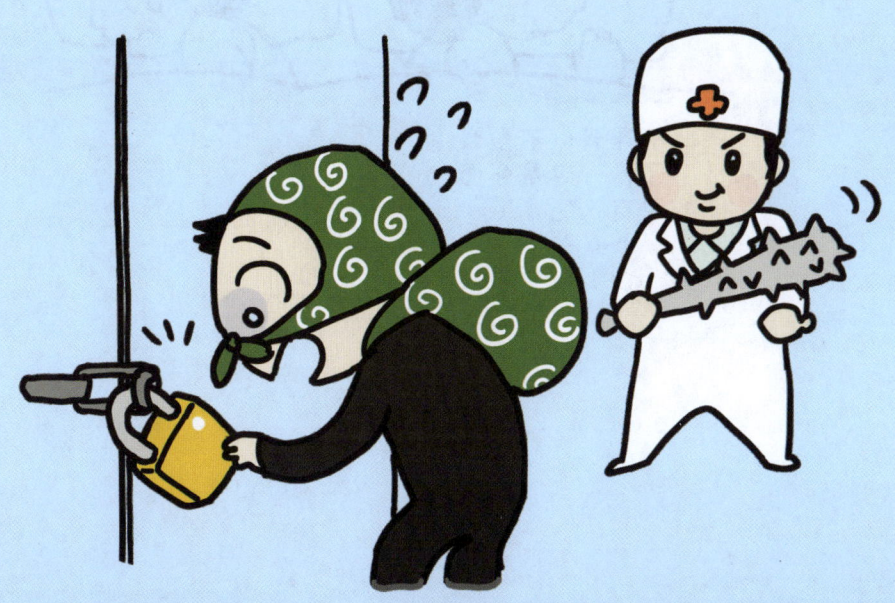

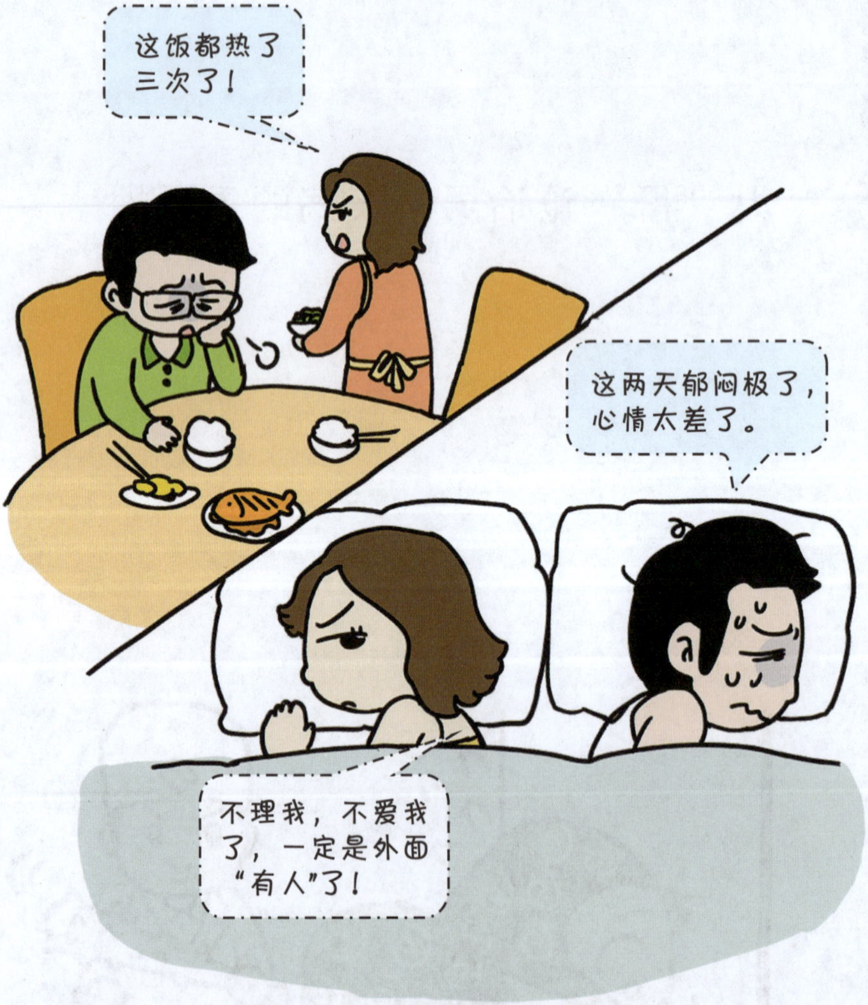

总论

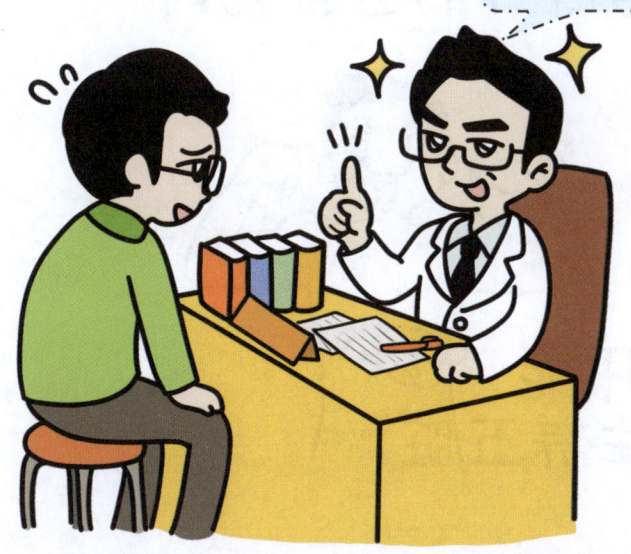

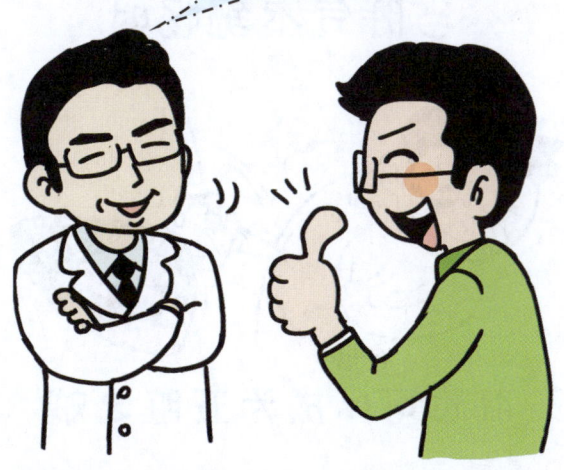

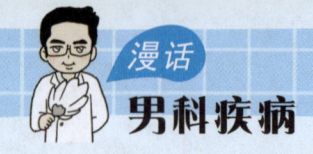

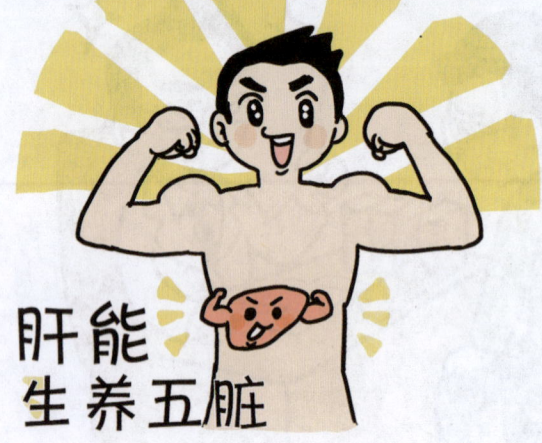

当肝气调达舒畅时

肝能生养五脏

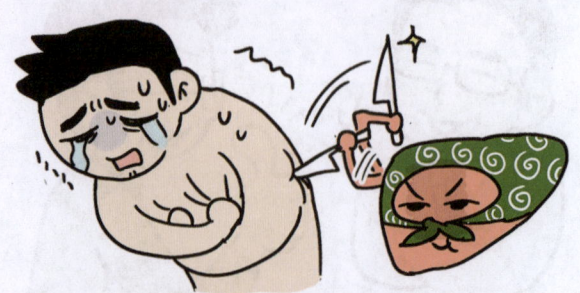

当肝气不舒畅时

肝也可以成为五脏之"贼"

总论

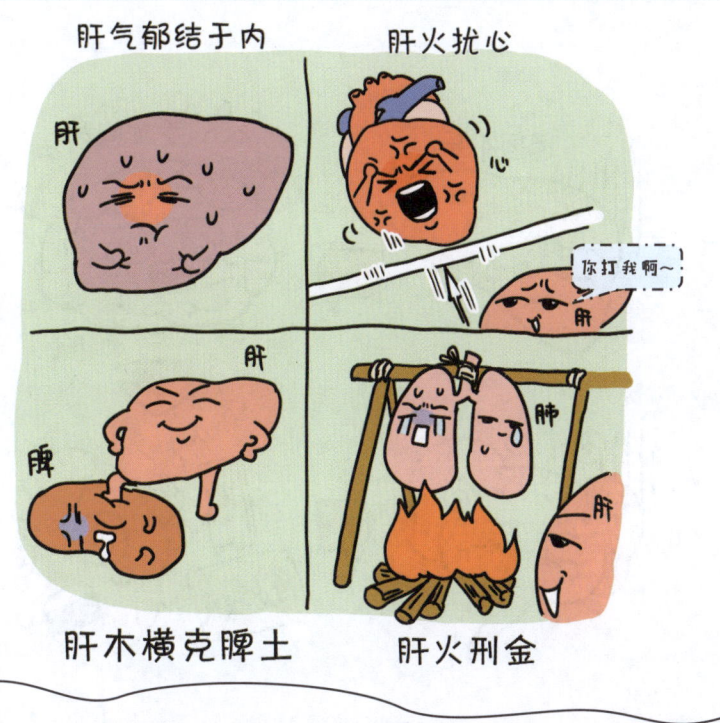

肝肾的关系更为密切

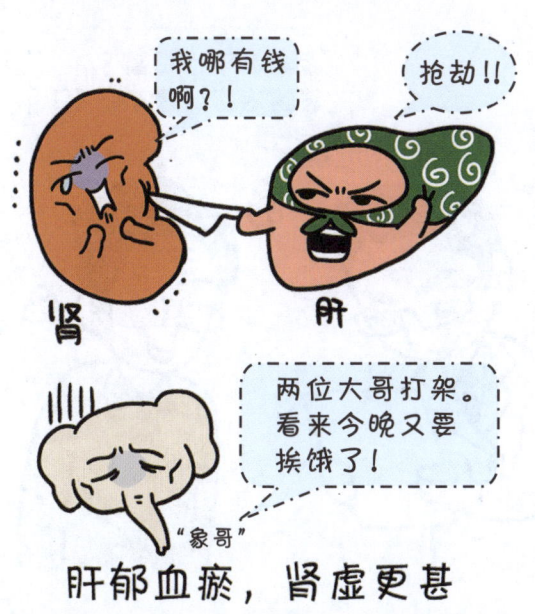

肝郁血瘀，肾虚更甚

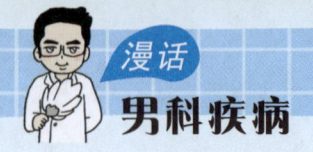

漫话 男科疾病

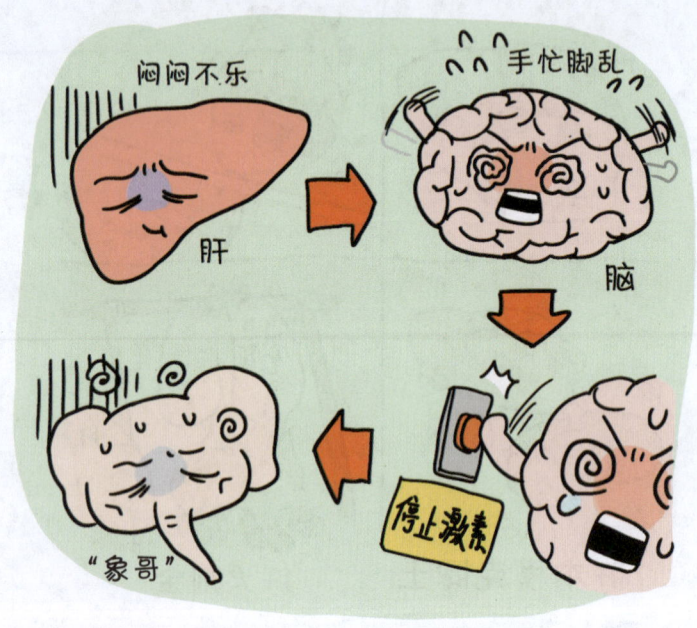

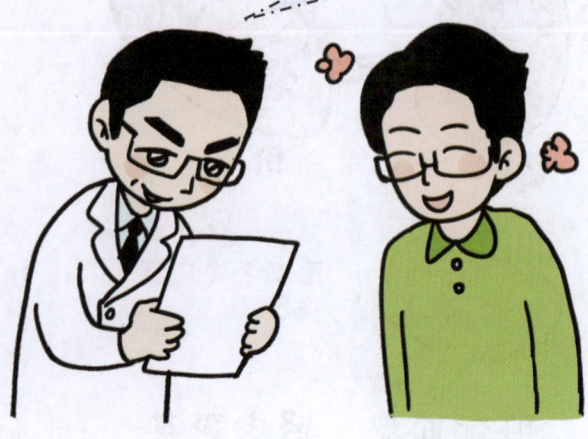

二、心平气和

男科患者焦虑、抑郁的诊疗策略

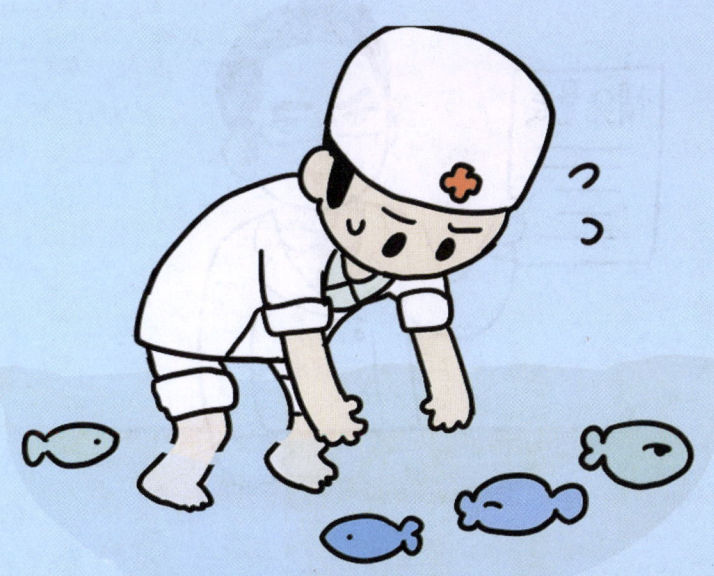

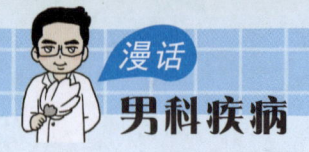

漫话男科疾病

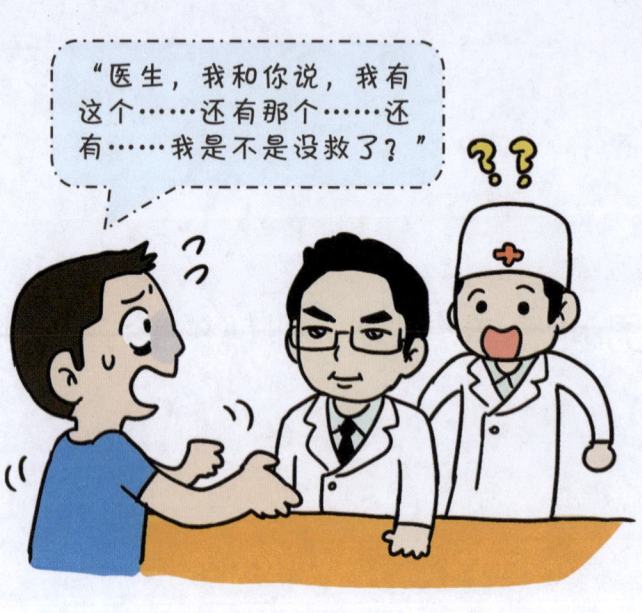

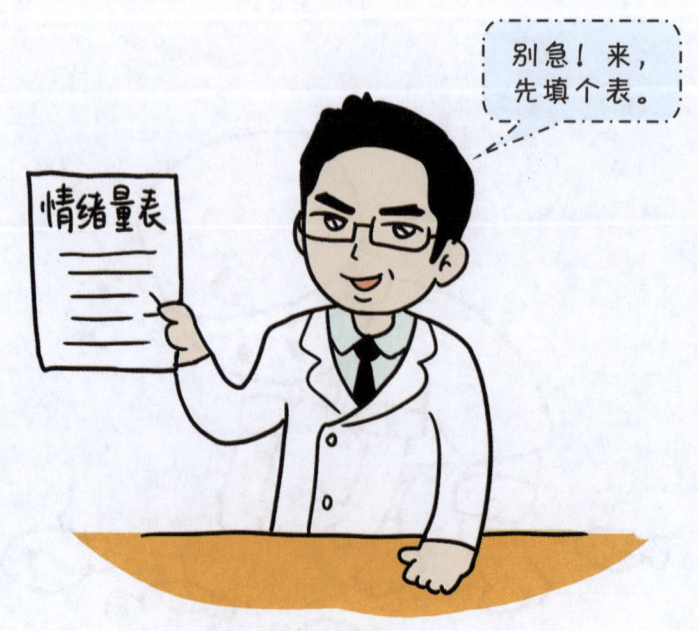

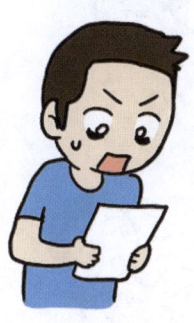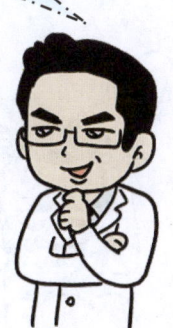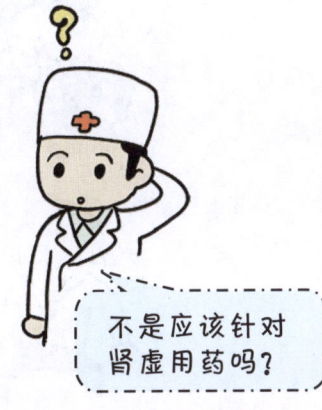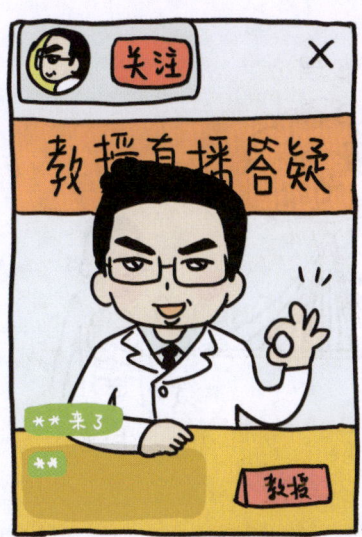

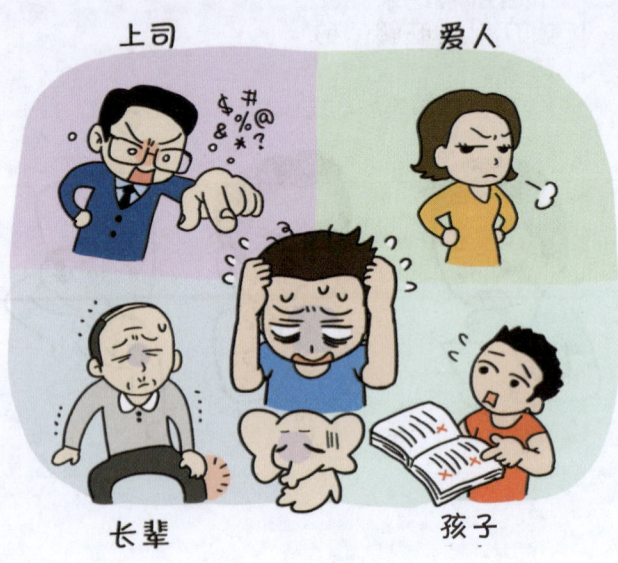

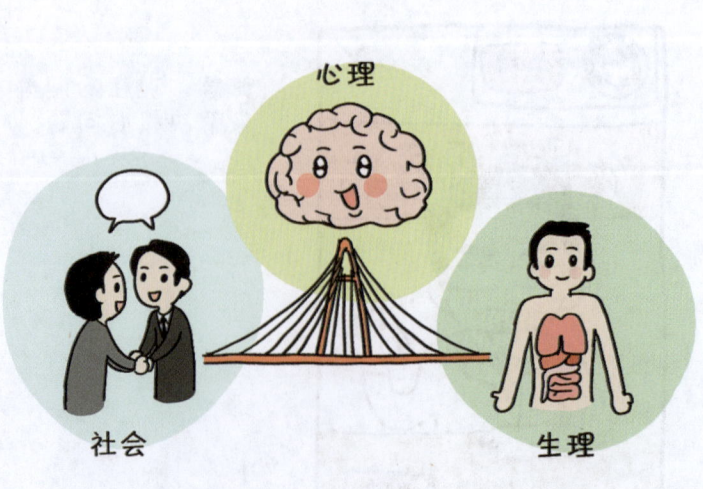

总论

因郁致痿　　因痿致郁

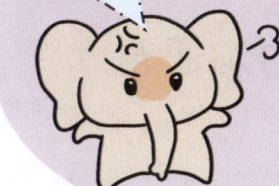

主人工作压力大，五脏六腑连轴转，我也跟着遭殃。

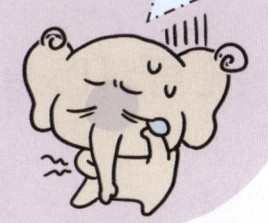

最近我身体不适，害主人上班都没精神了。

治疗方法是不同的！

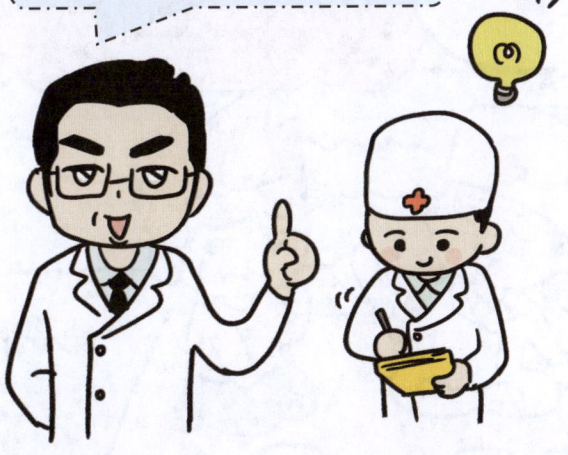

对于焦虑、抑郁的患者，要注意先解决心理问题，再谈其他治法，才能事半功倍。

三、循循善诱

论男科医患的沟通艺术

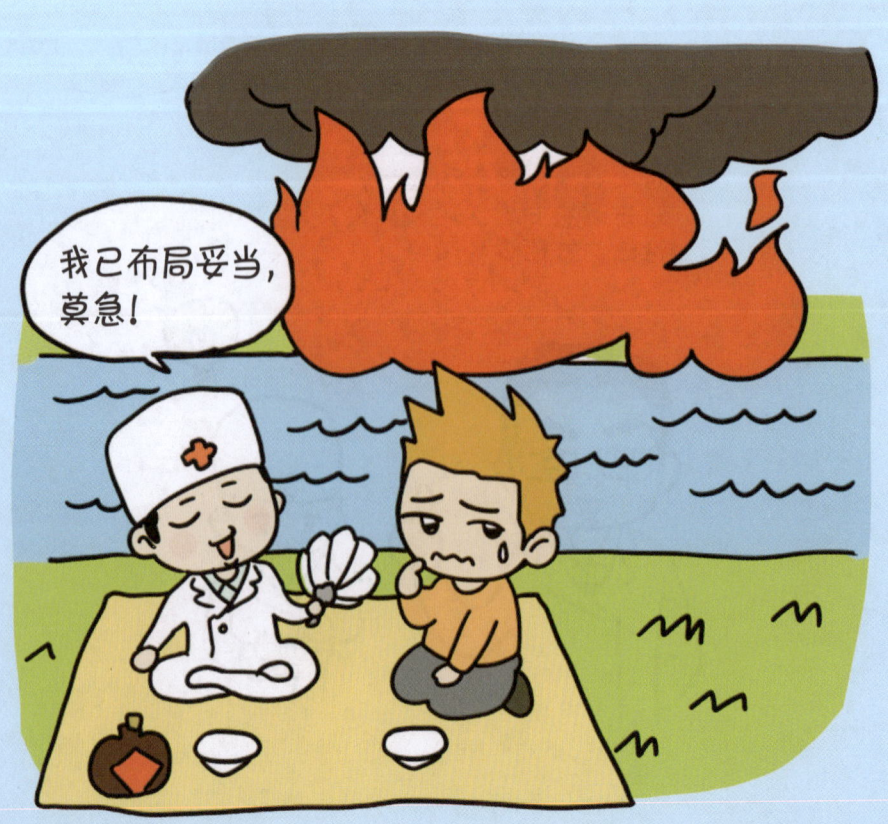

总论

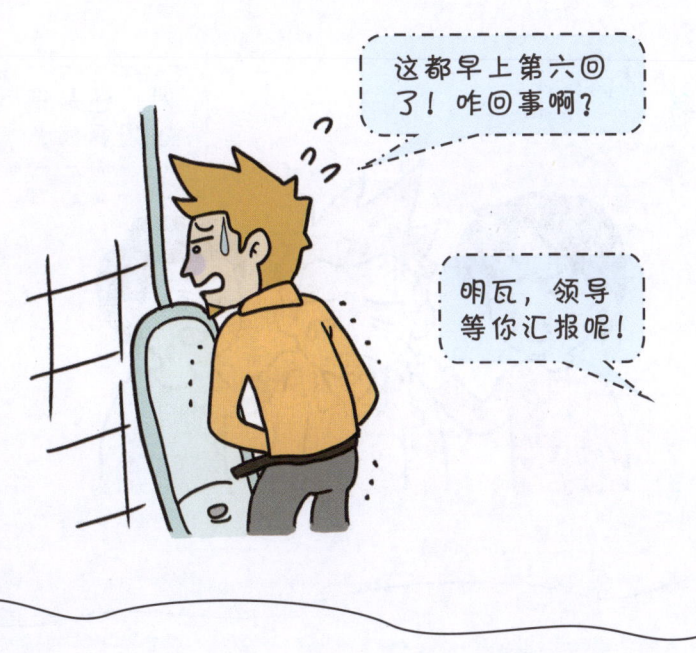

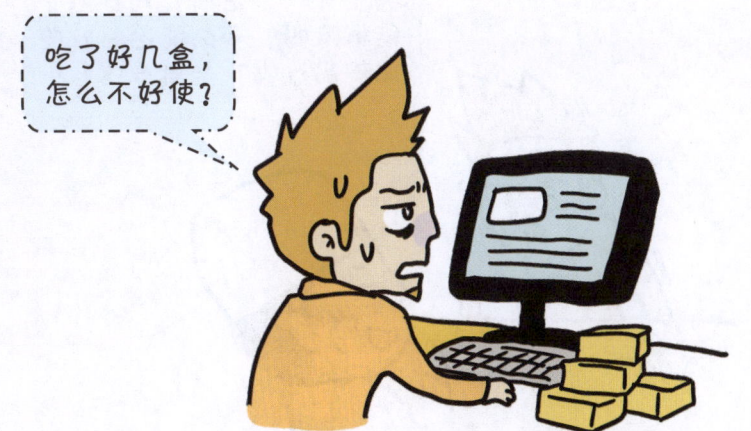

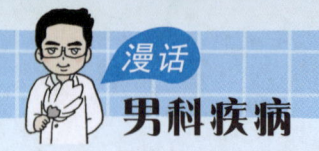

漫话 男科疾病

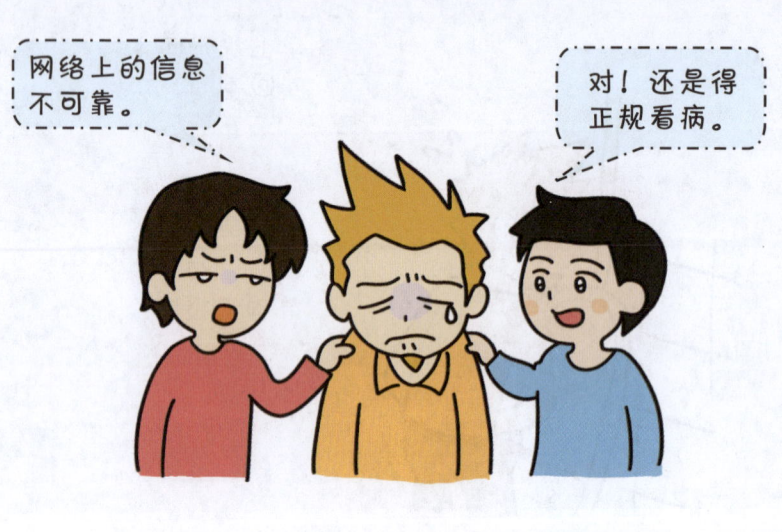

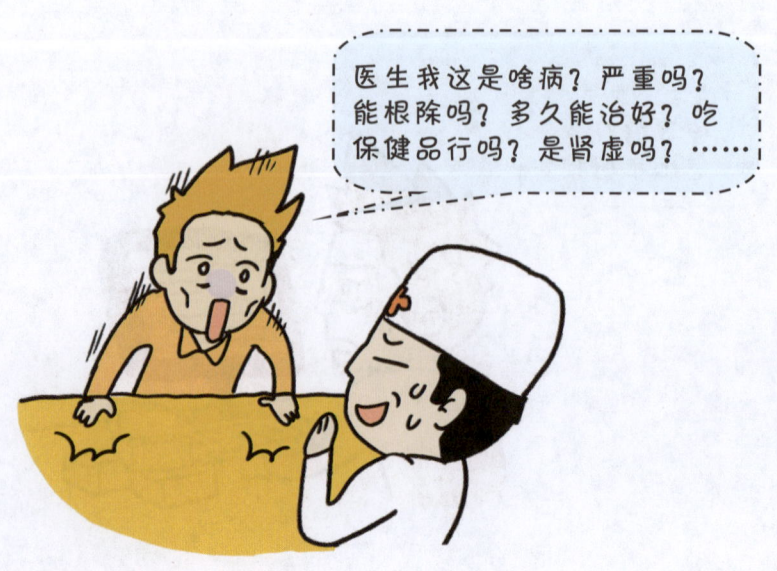

总论

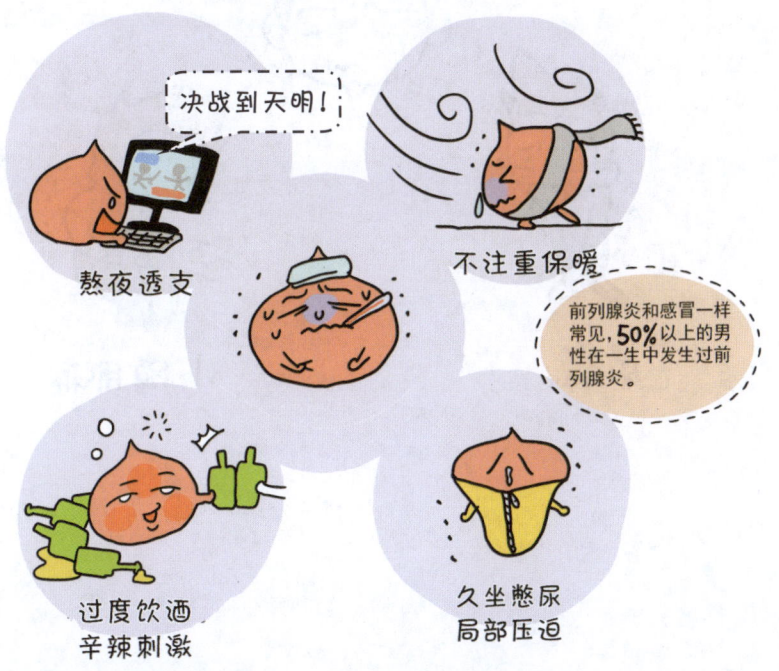

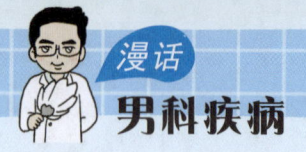

漫话男科疾病

前列腺"感冒"也是靠症状来诊断的

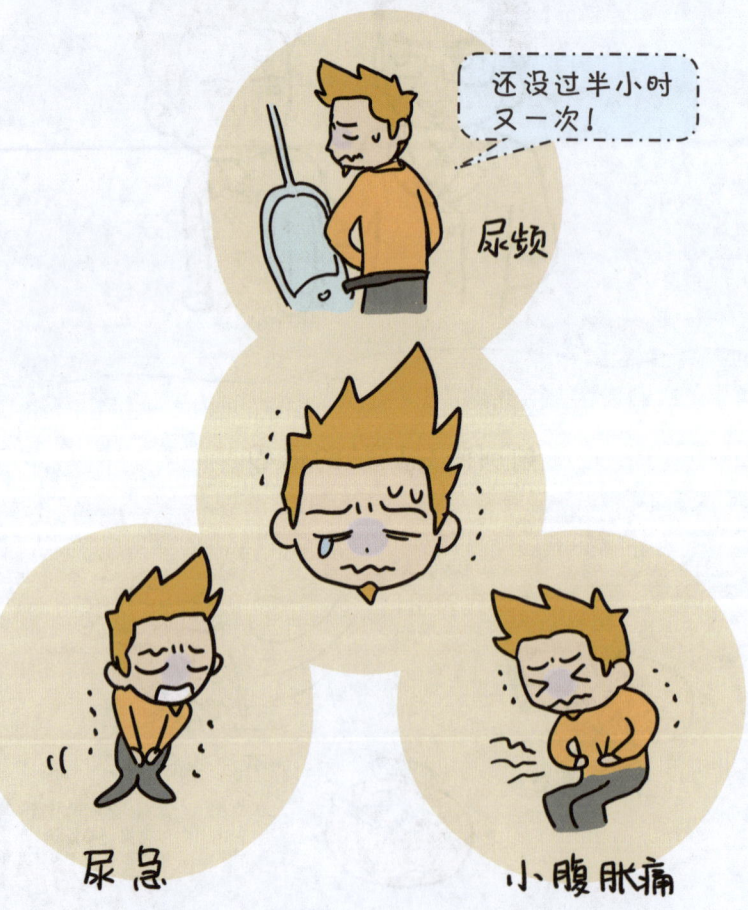

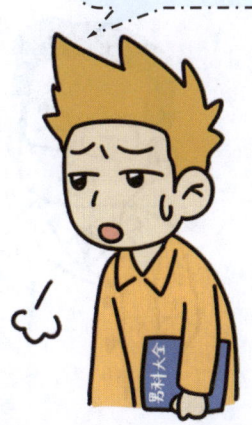
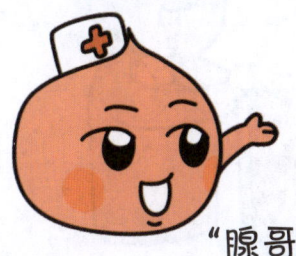
"腺哥"

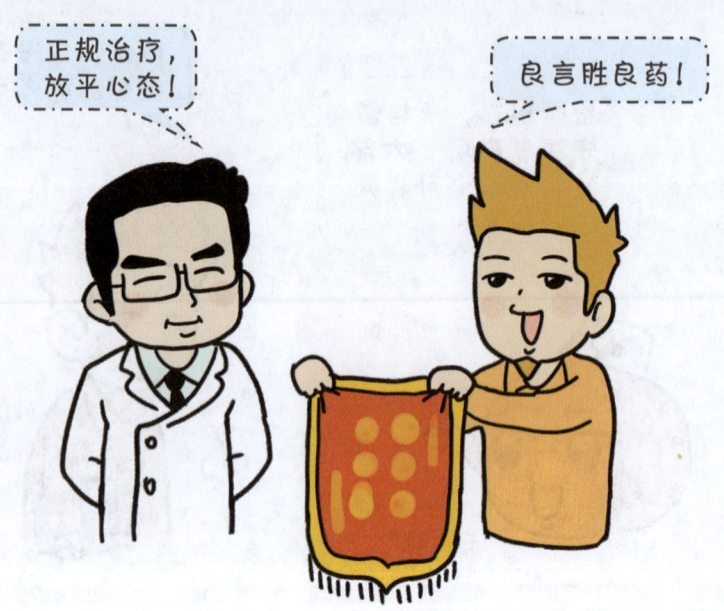

男性不育症

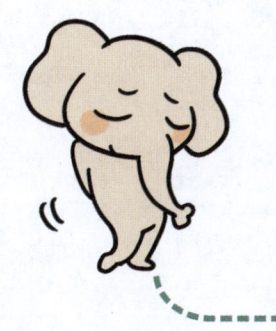

四、趁火打劫

发热对男性生育力的影响

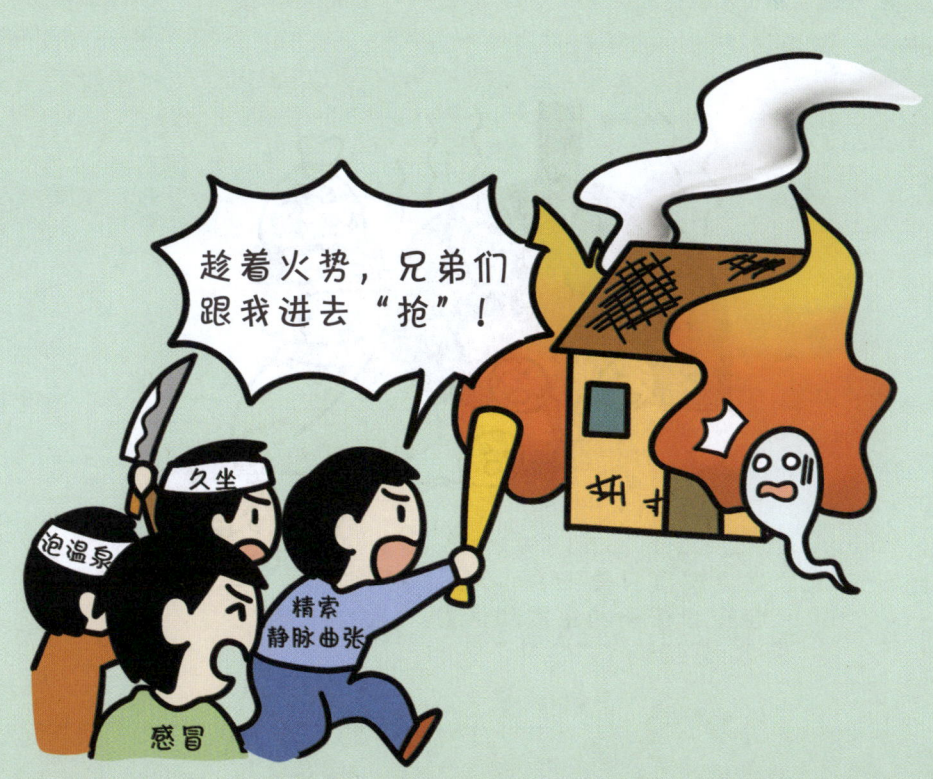

漫话男科疾病

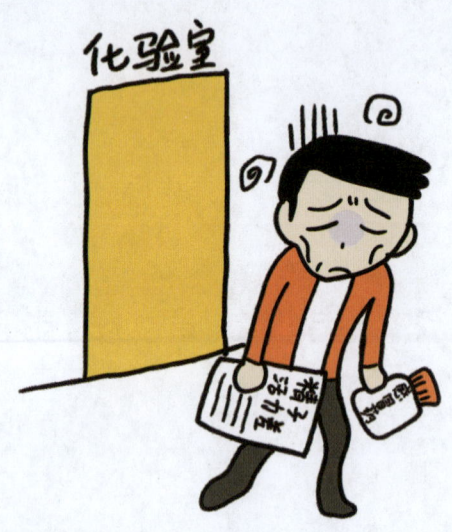

经常感冒发热的患者精子质量往往较差

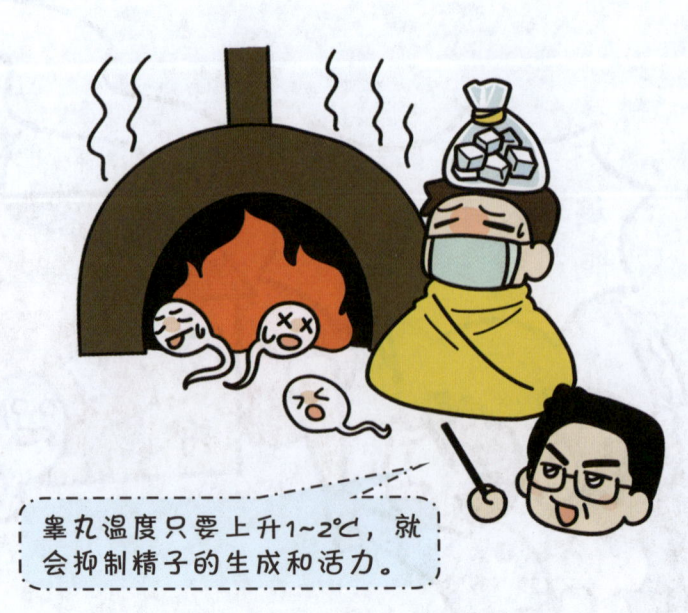

睾丸温度只要上升1~2℃，就会抑制精子的生成和活力。

男性不育症

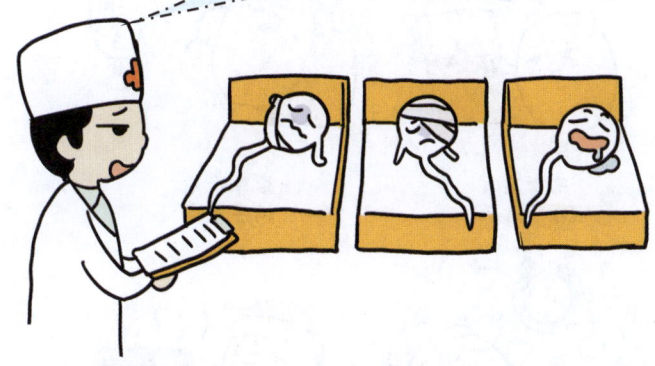

高热一次对精子的影响可能持续三个月

打造健康男性，才能长保活力

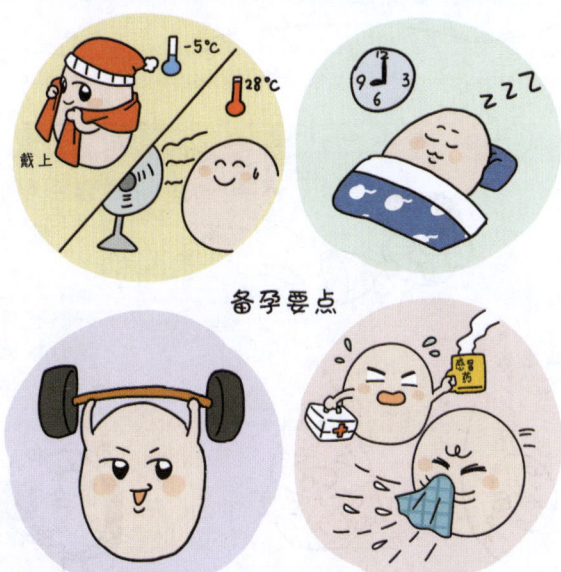

备孕要点

知冷暖，调作息，健体魄，防感冒

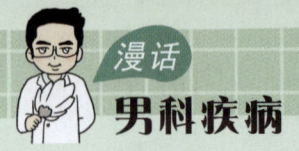

符合时令，天人相应

春季温暖
精子活跃

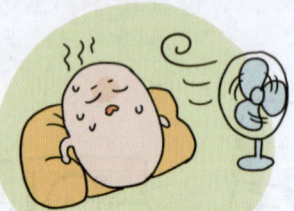

夏季炎热
精子呆滞

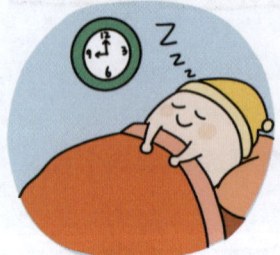

秋季干燥
收敛养阴

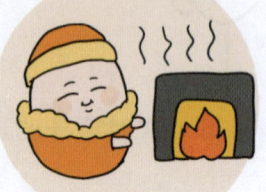

冬季寒冷
重在封藏

除保持健康体魄以外，还有一些问题要提防。

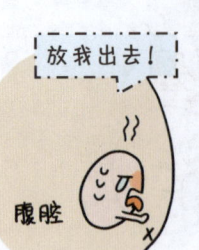

隐睾症

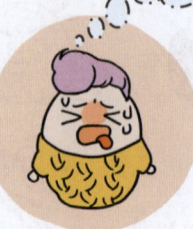

精索静脉曲张

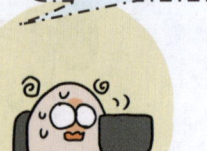

久坐不动

男性不育症

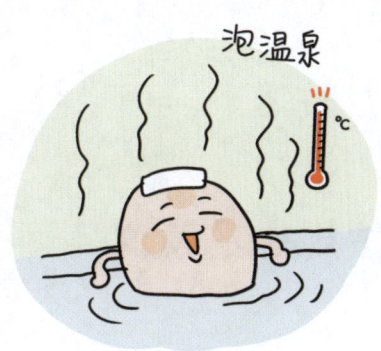
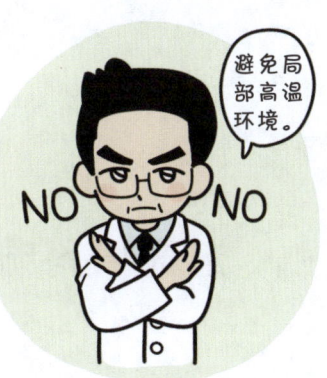

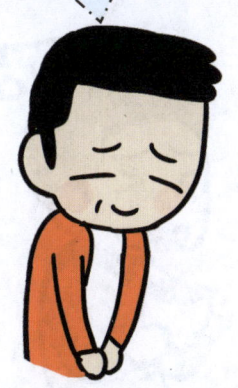
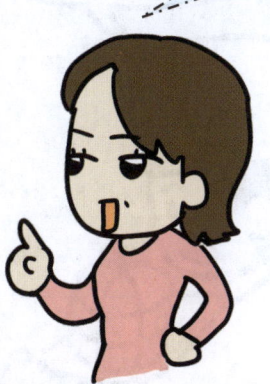

五、规行矩步

遵守男科防护规定的意义

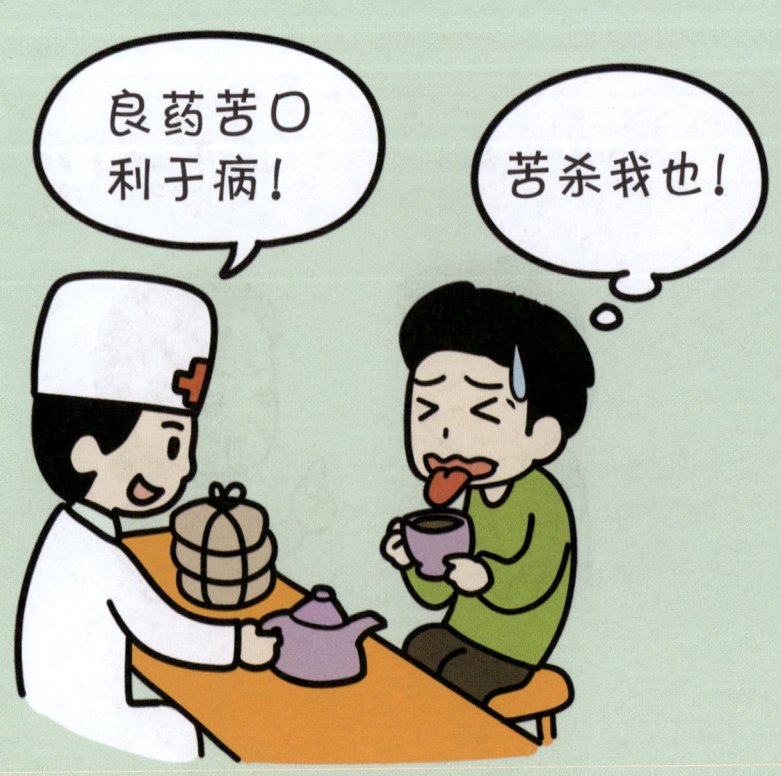

男性不育症

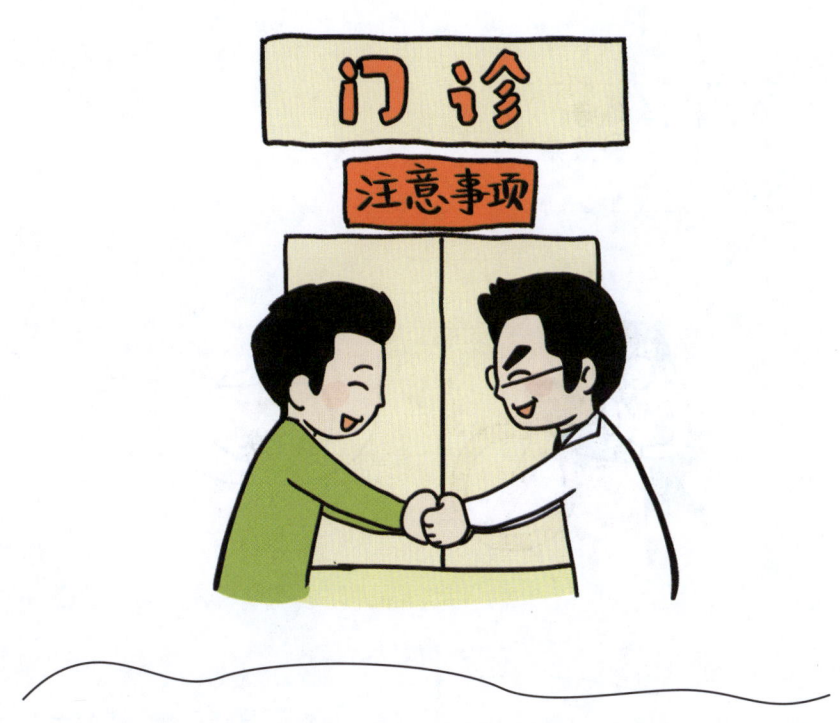

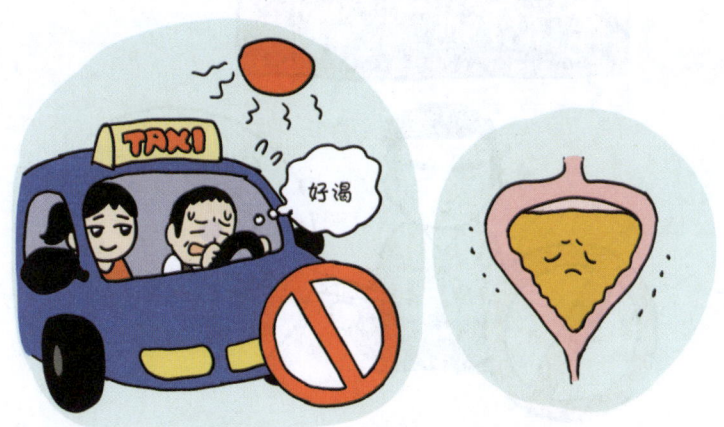

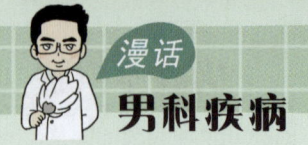

漫话 男科疾病

再等等,再等等,我把这行代码敲完再去卫生间。

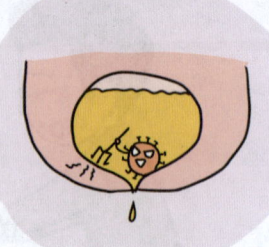

精不外泄 长命百岁

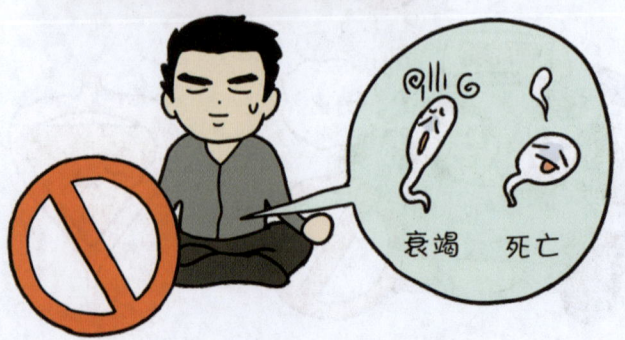

衰竭　死亡

男性不育症

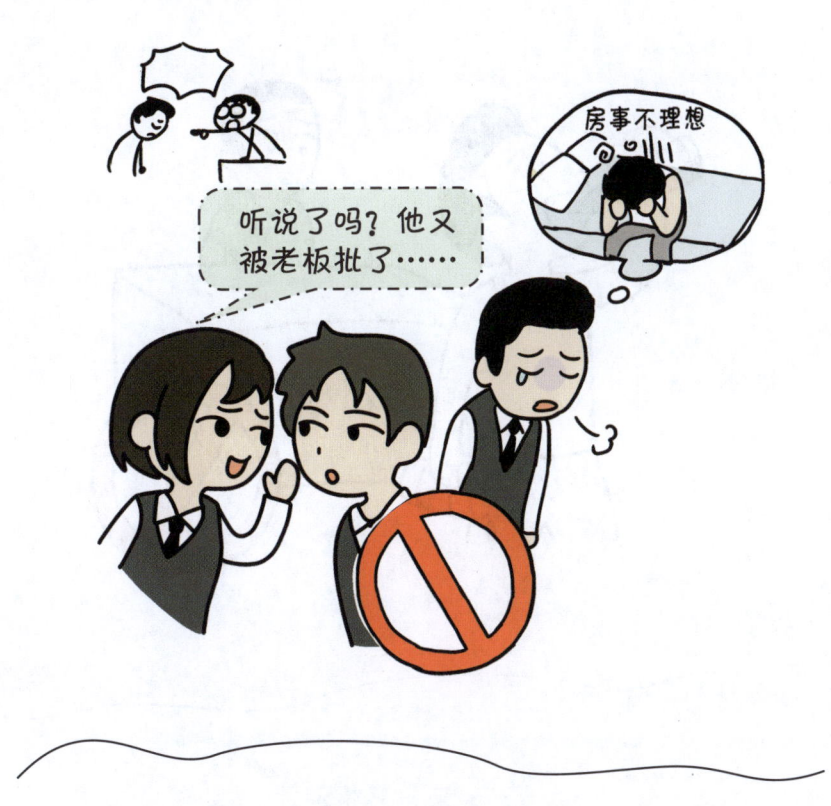

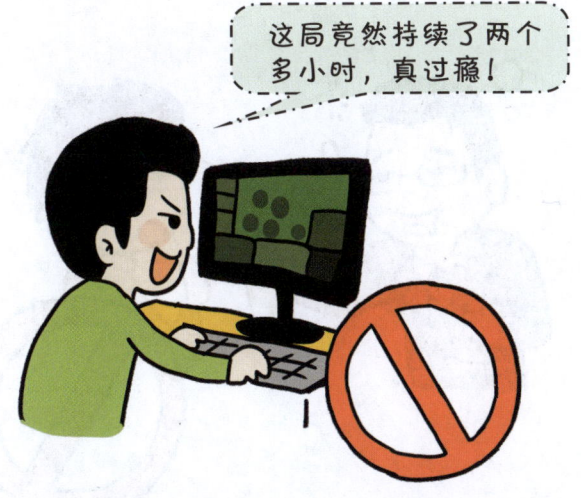

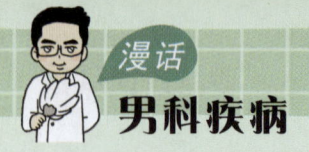

漫话
男科疾病

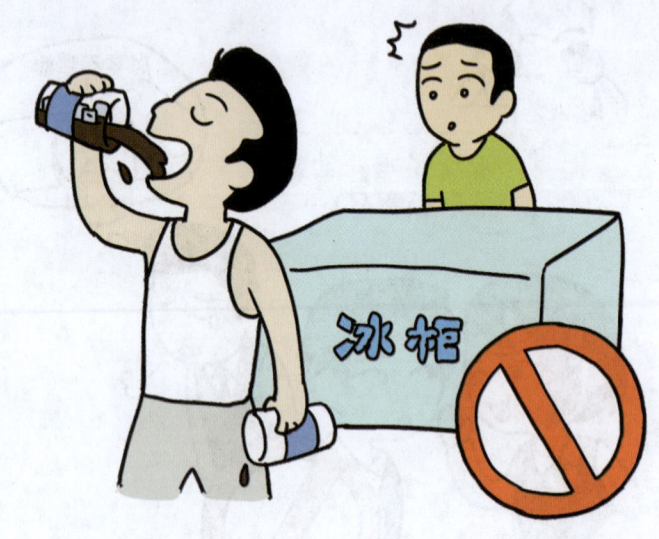

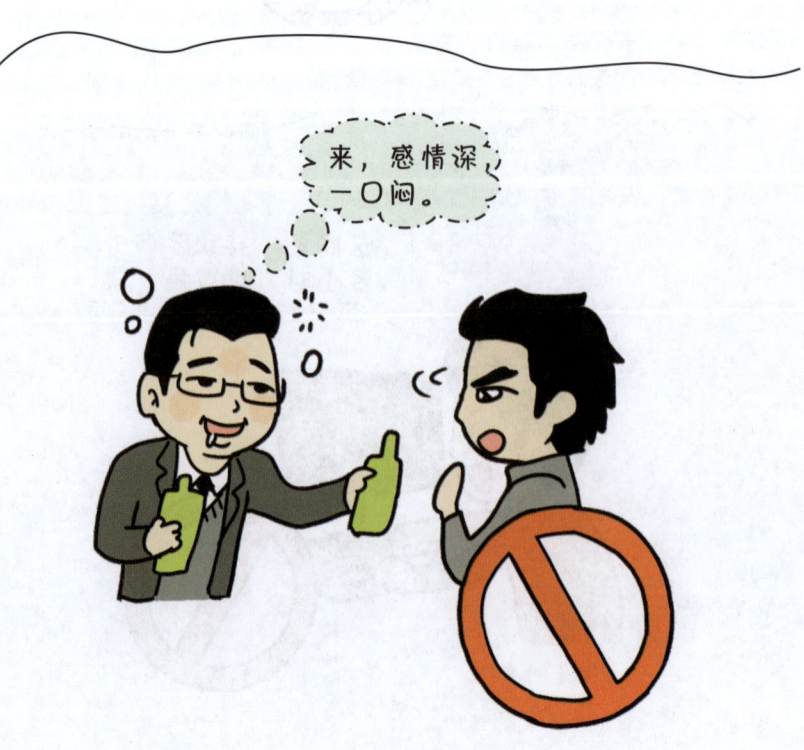

男性不育症

吸烟、熬夜、憋尿都会对男性生殖系统造成不良影响。

六、防微杜渐

合理运用检查手段可以见微知著

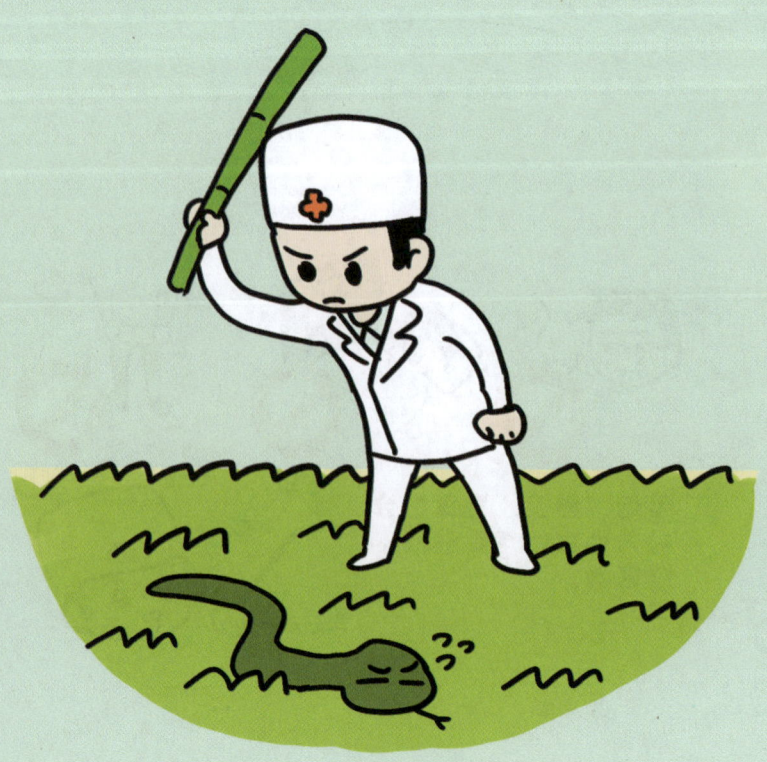

男性不育症

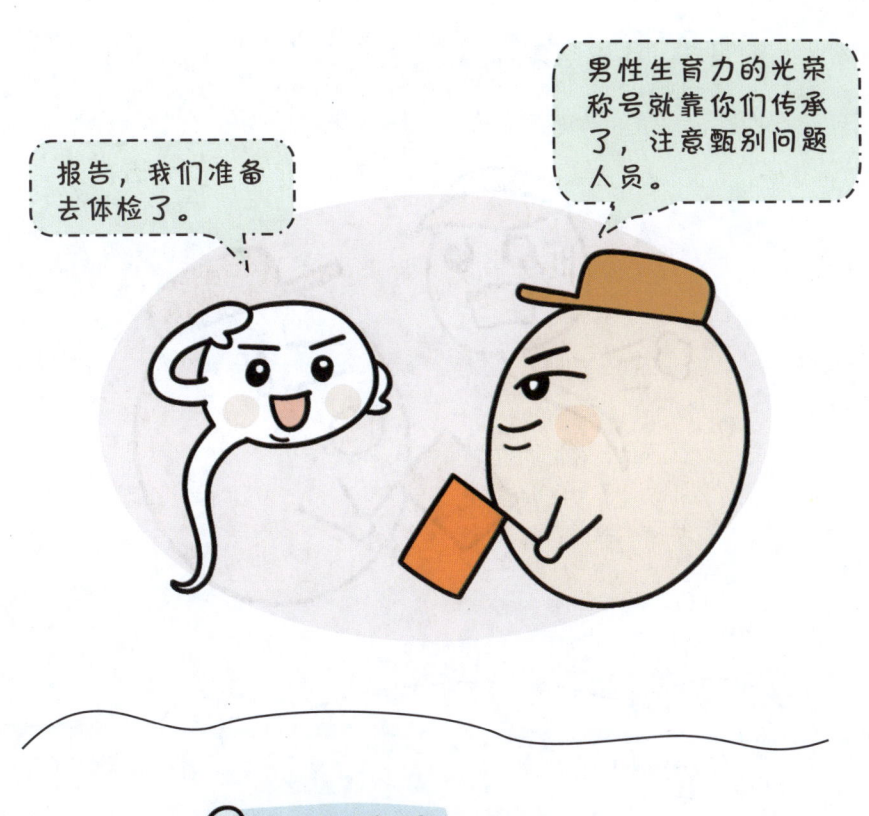

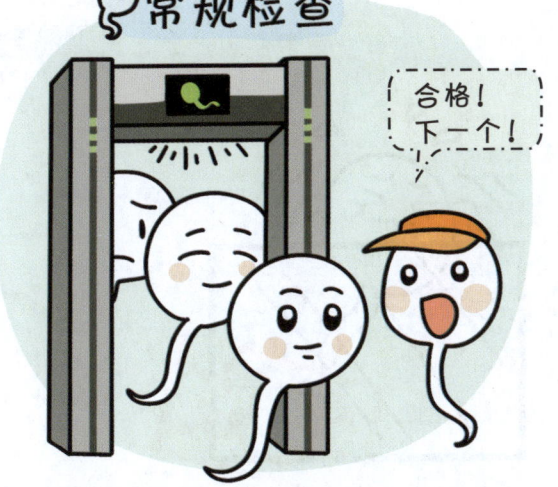

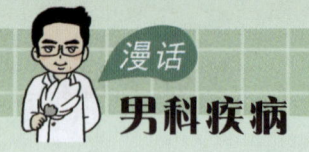

漫话男科疾病

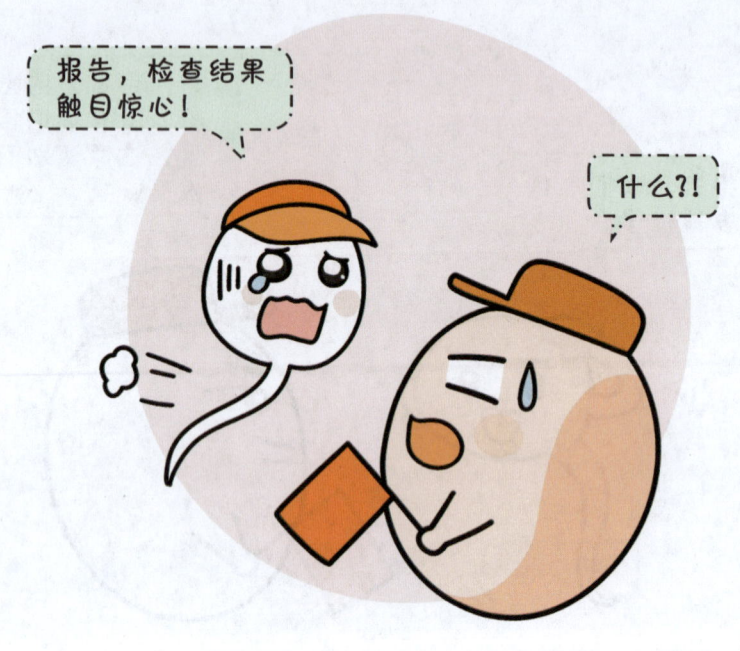

精液不液化

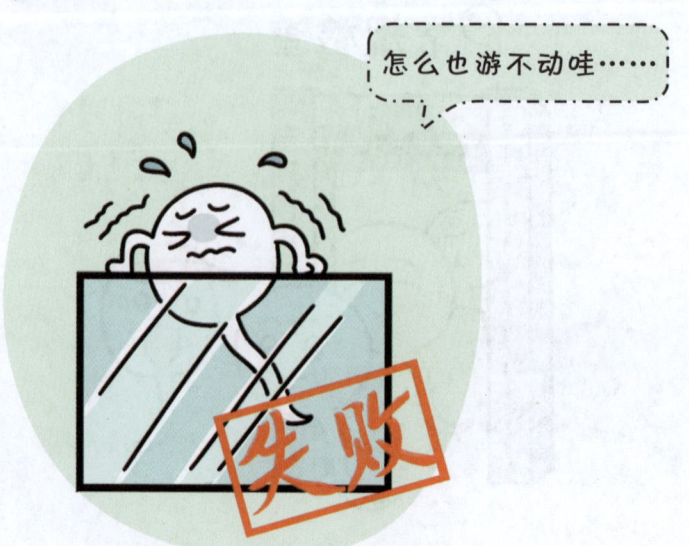

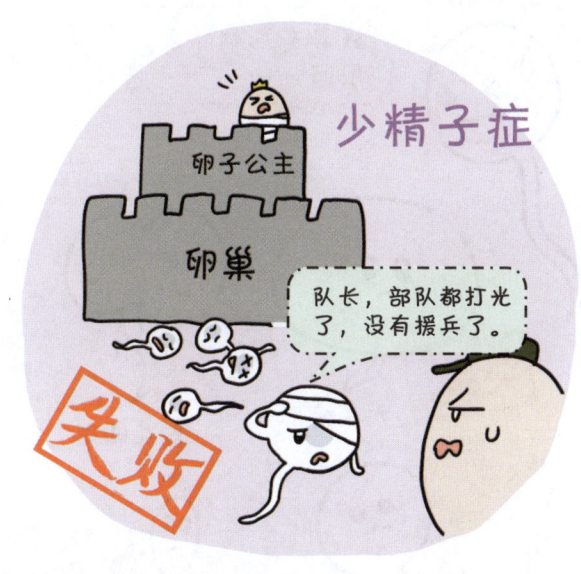

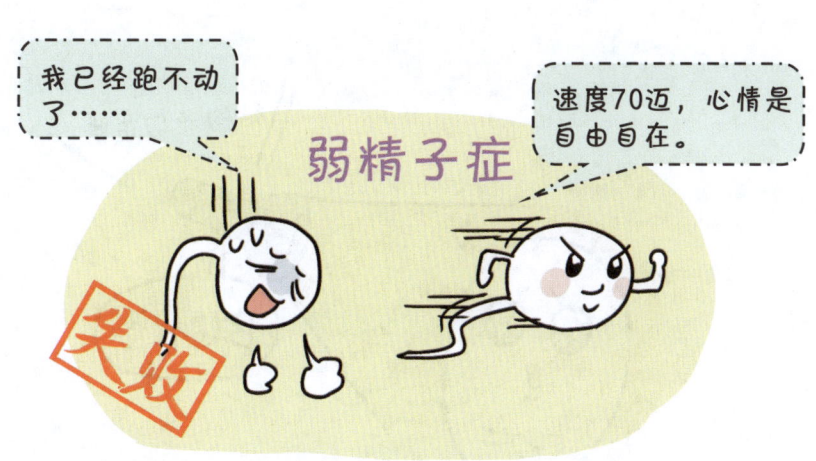

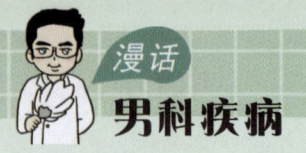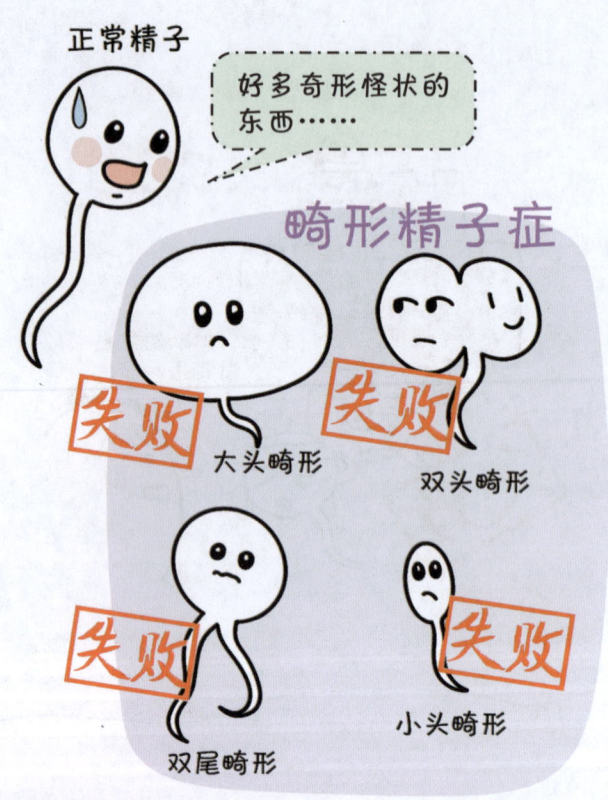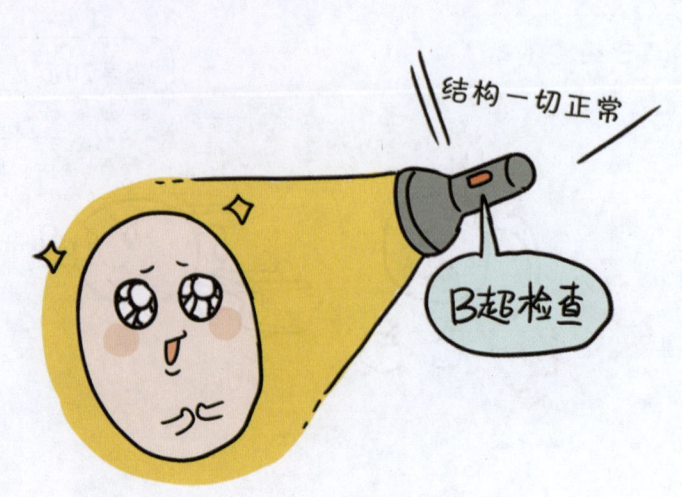

男性不育症

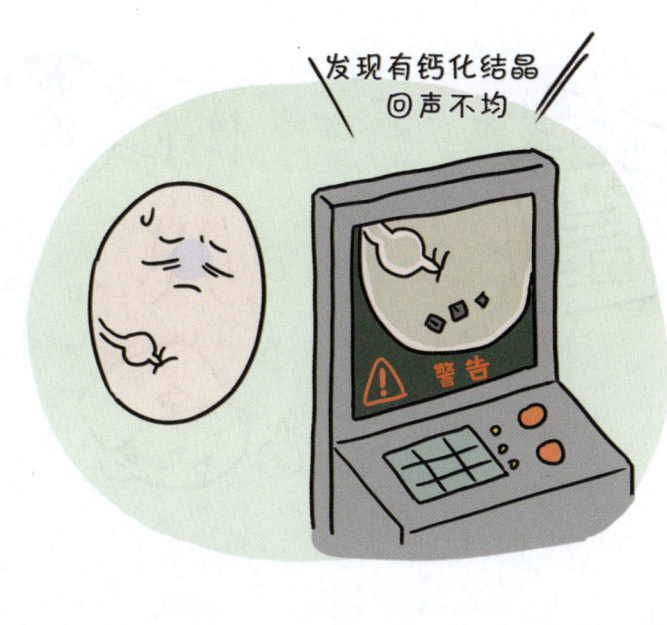

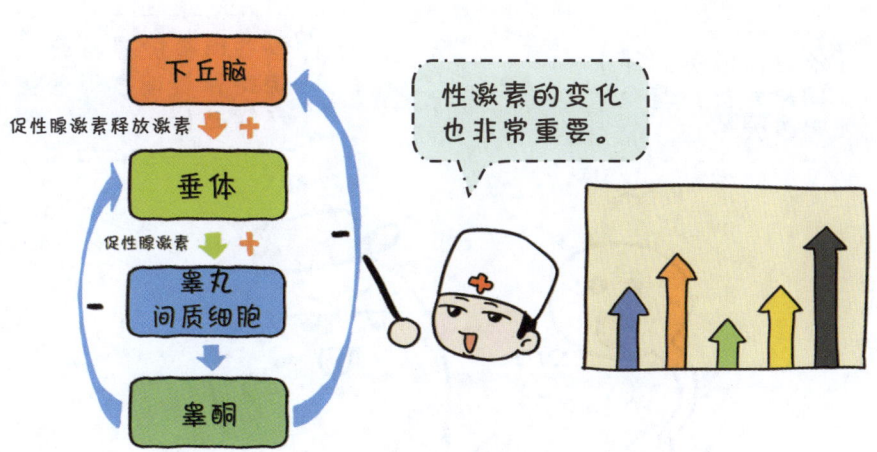

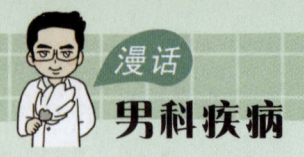

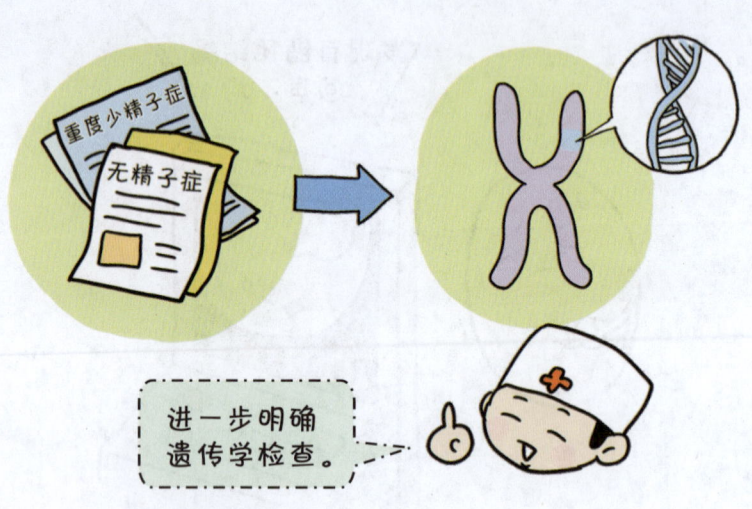

进一步明确遗传学检查。

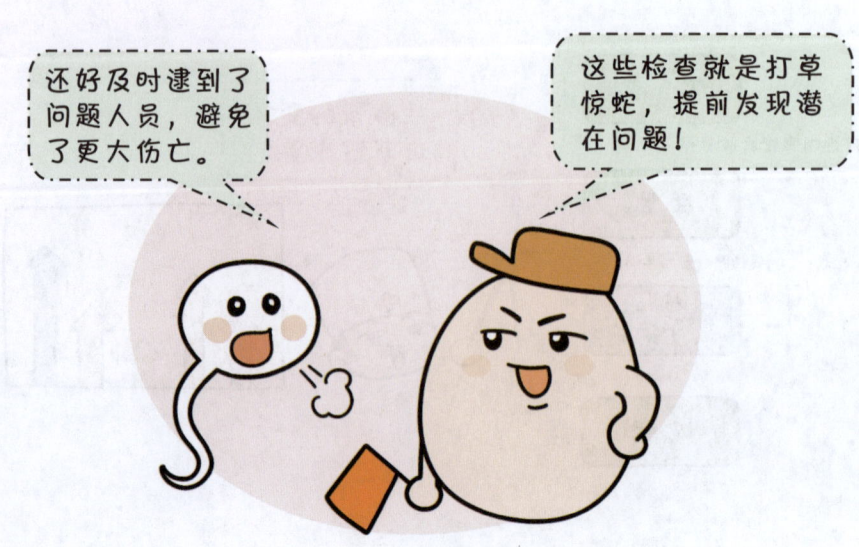

还好及时逮到了问题人员,避免了更大伤亡。

这些检查就是打草惊蛇,提前发现潜在问题!

七、主宾倒置

精索静脉曲张在男性不育症的治疗中是"客"还是"主"?

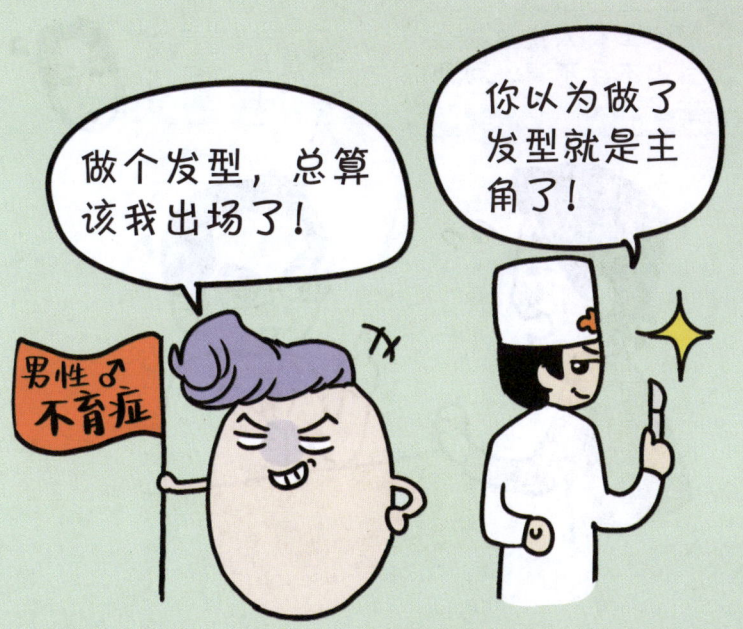

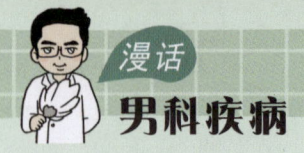

漫话 男科疾病

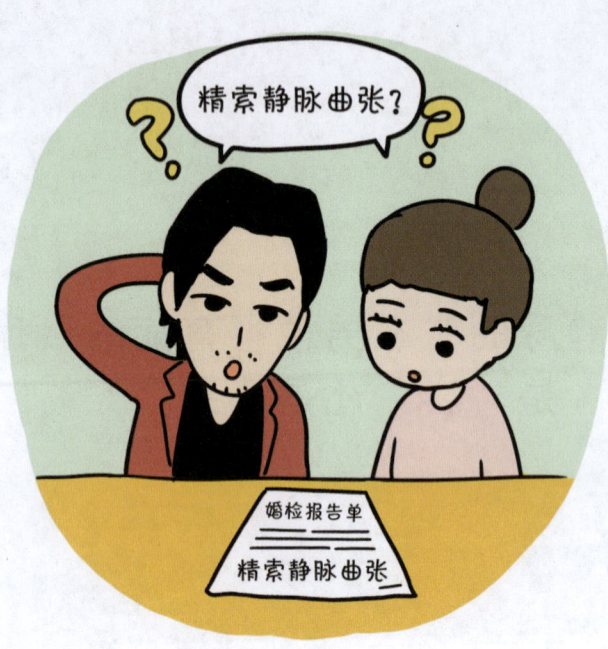

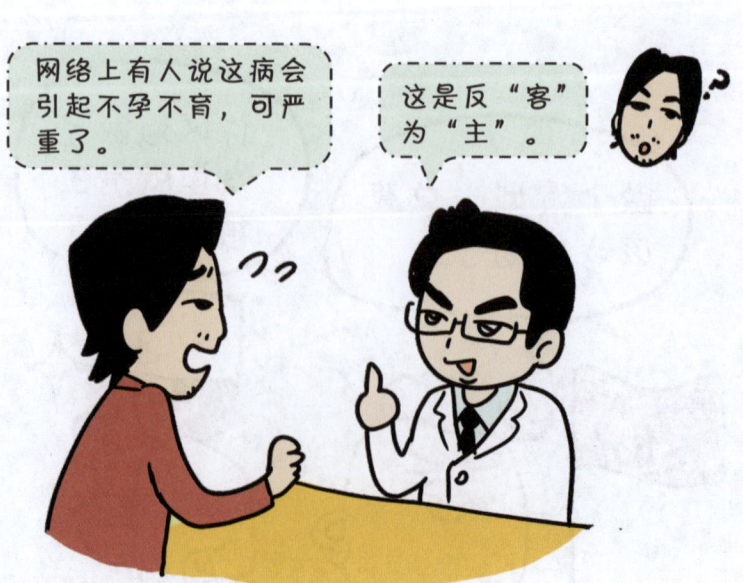

男性不育症

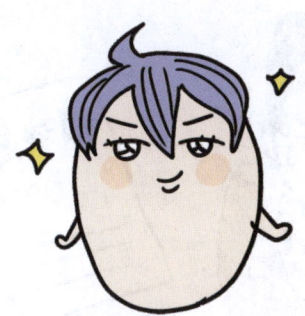

正常精索静脉丛

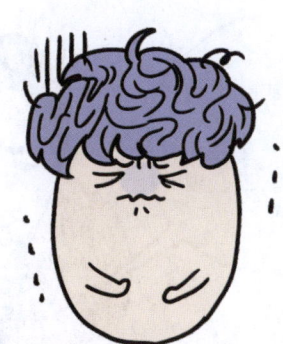

曲张的精索静脉丛

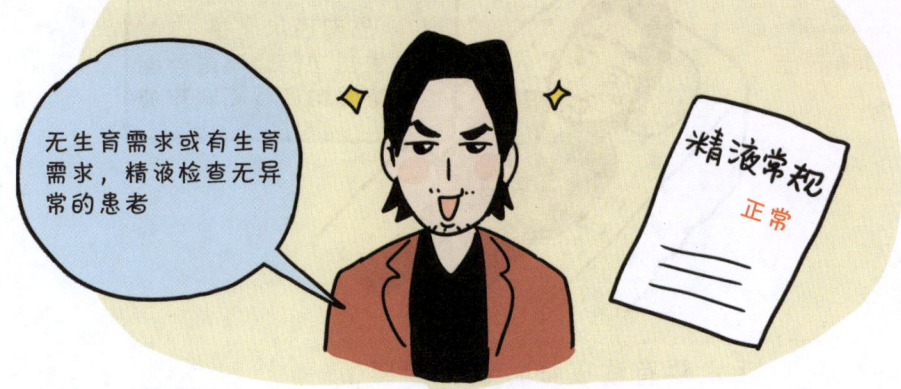

定期复查，不必治疗

无生育需求或有生育需求，精液检查无异常的患者

精液常规 正常

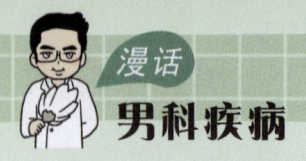

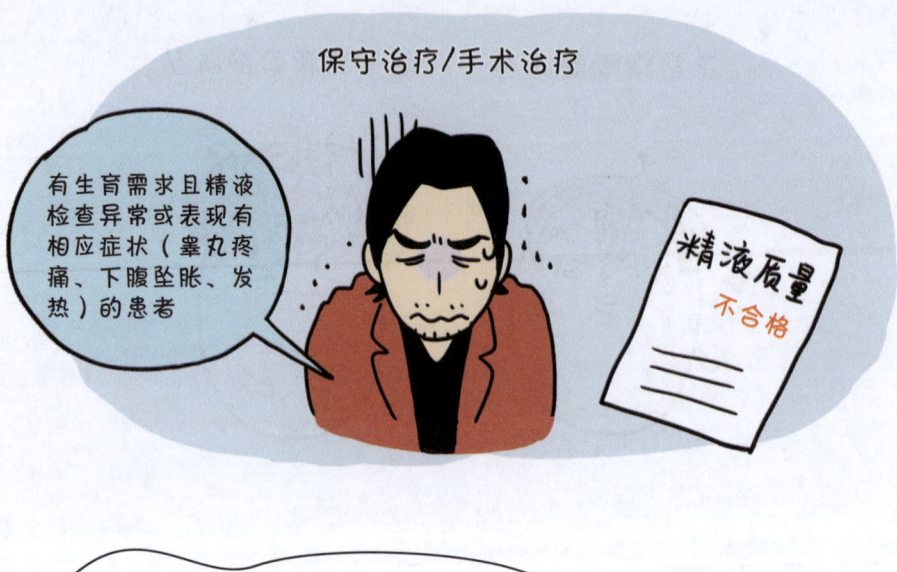

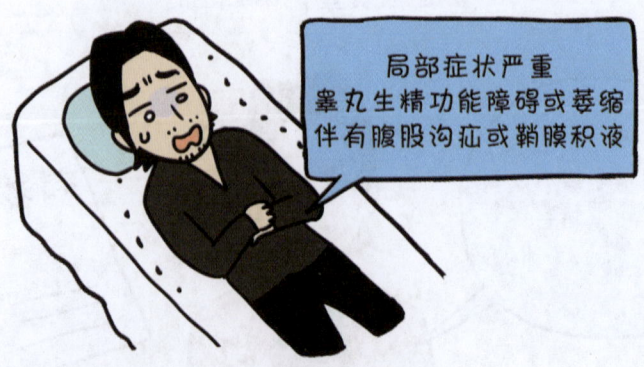

男性不育症

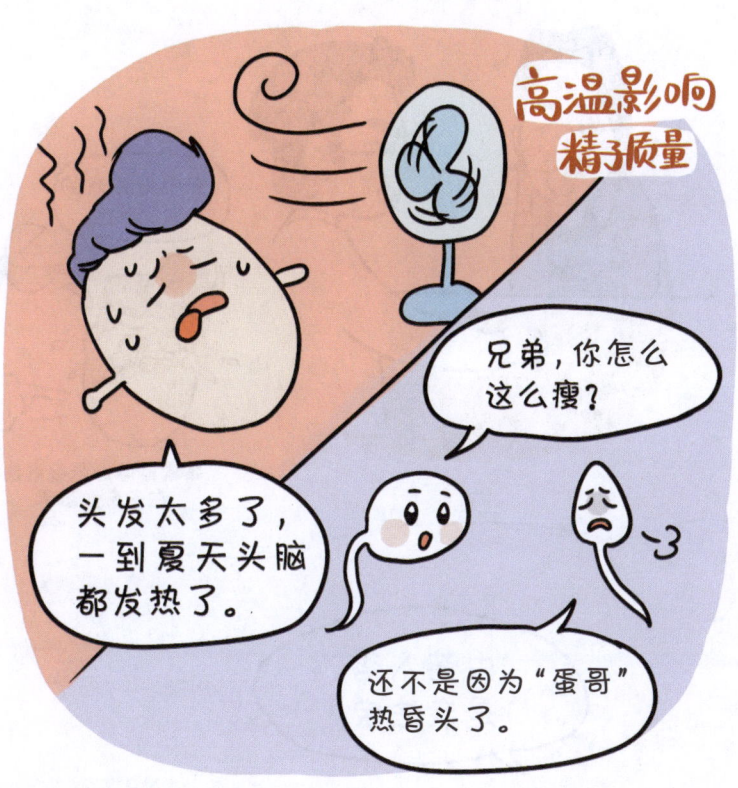

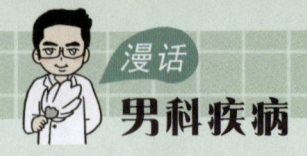

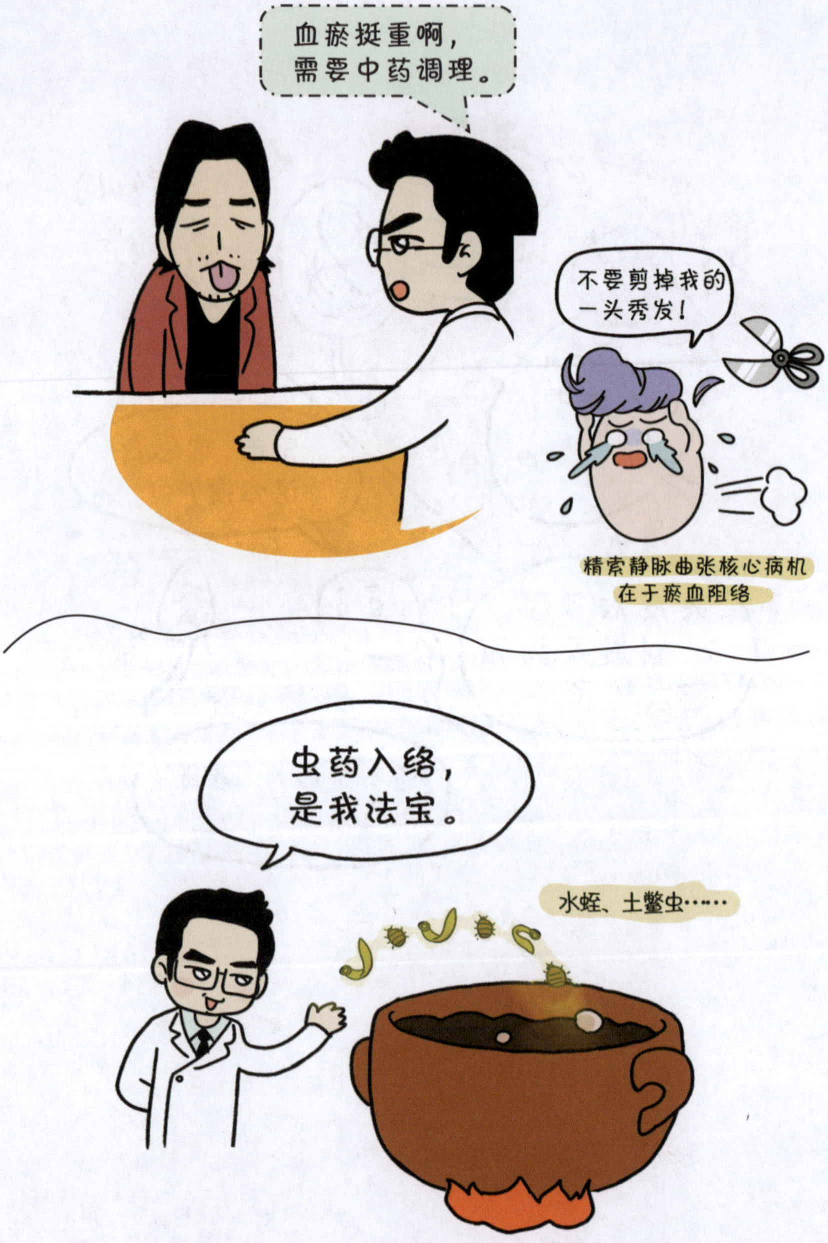

漫话 男科疾病

八、双管齐下

中西合璧全方位干预男性不育症

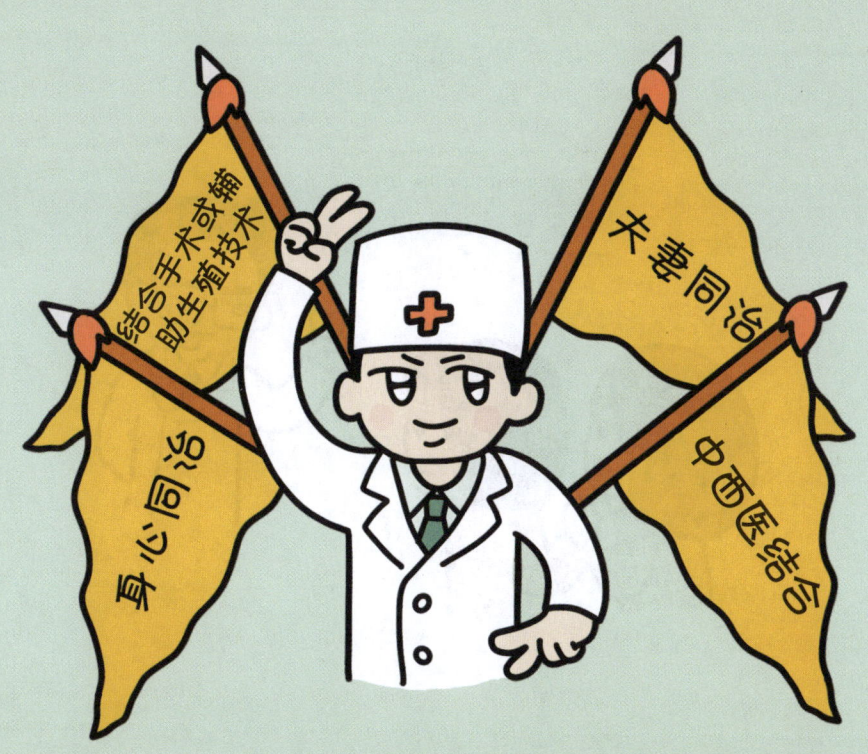

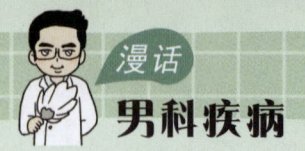

漫话男科疾病

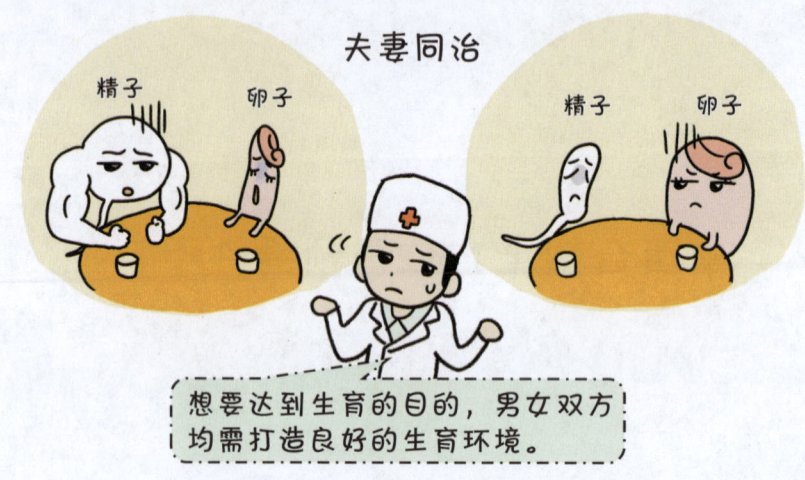

夫妻同治

想要达到生育的目的,男女双方均需打造良好的生育环境。

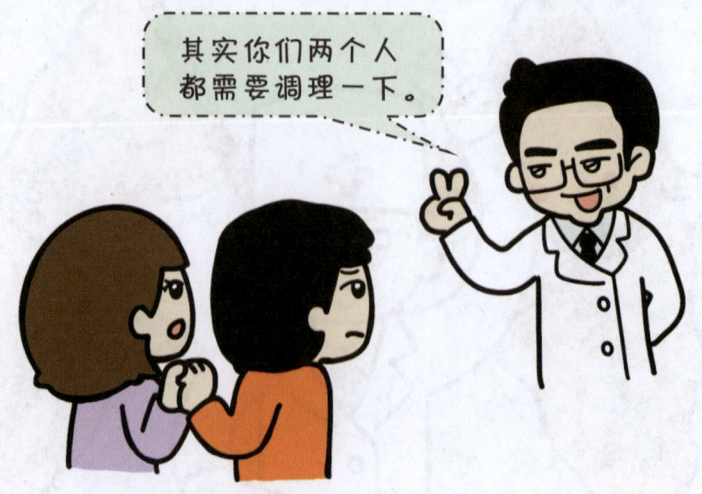

夫妻同治

其实你们两个人都需要调理一下。

男性不育症

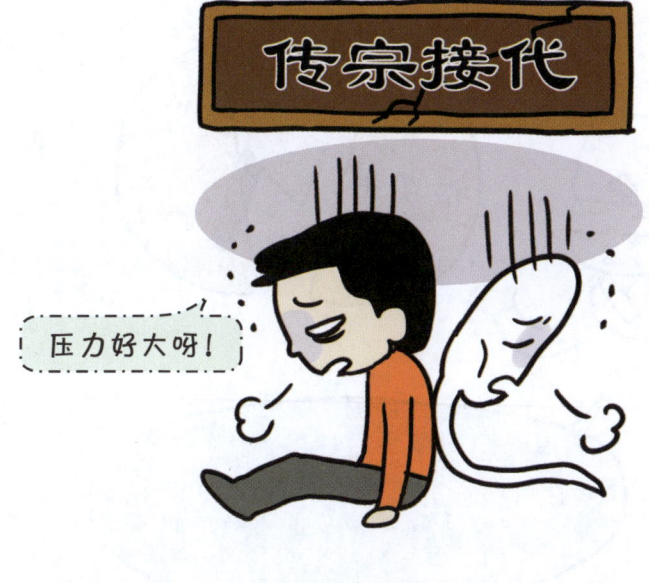

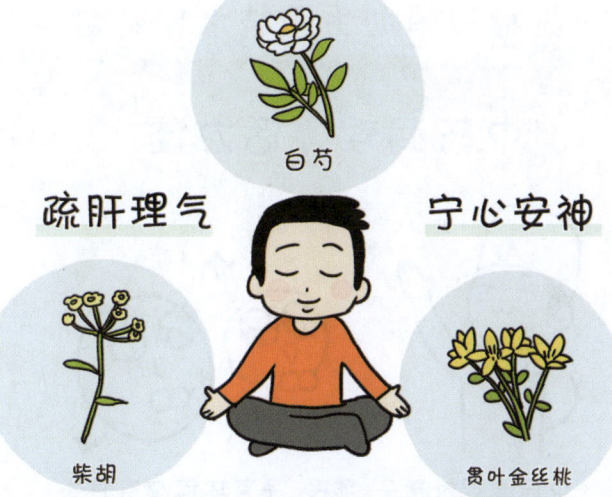

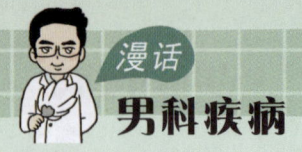

药物和辅助生殖技术相结合

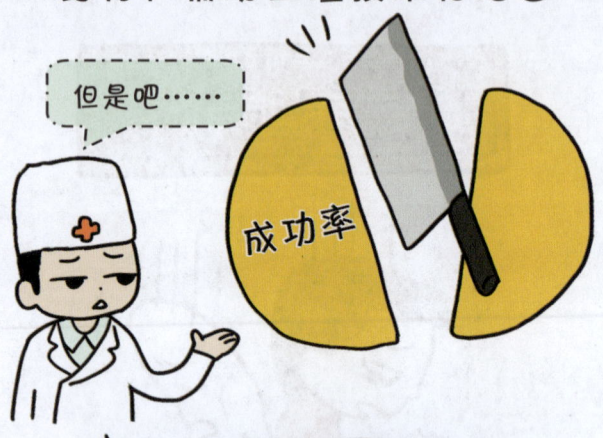

但是吧……

成功率

数据显示：通过药物和辅助生殖技术相结合，仍有40%~50%的女性难以成功妊娠。随着年龄的增长，成功妊娠的概率迅速下降到15%~20%。活产率更是如此。

药物和辅助生殖技术相结合

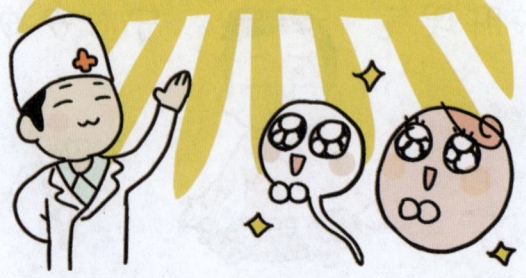

中药调理，活力佳

中药调理对精子、卵子、子宫环境都有好处

男性不育症

药物和辅助生殖技术相结合

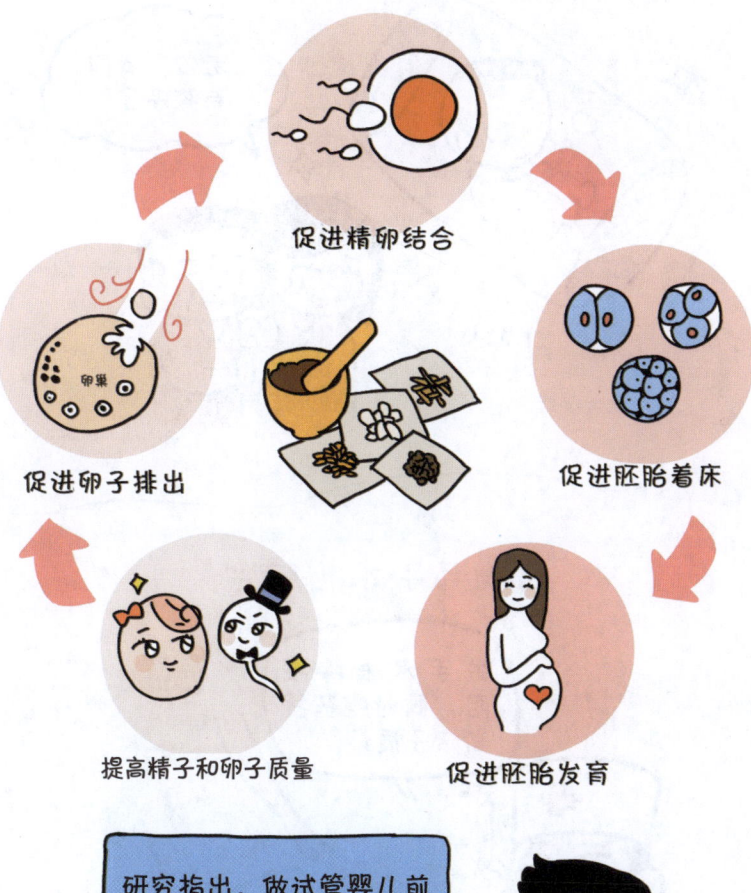

- 促进精卵结合
- 促进胚胎着床
- 促进胚胎发育
- 提高精子和卵子质量
- 促进卵子排出

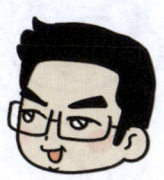

研究指出,做试管婴儿前男女双方进行适当的中药调理可以提高成功率。

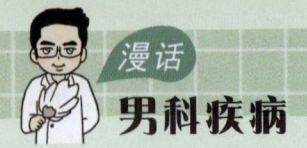

药物和辅助生殖技术相结合

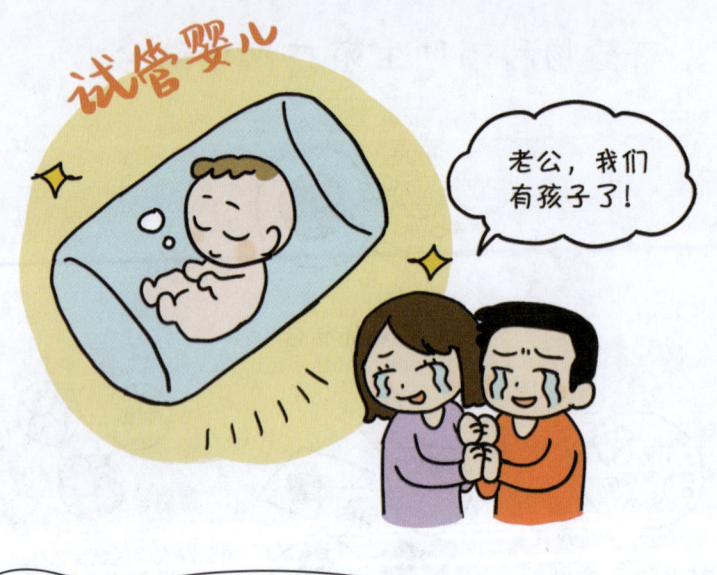

药物与手术相结合

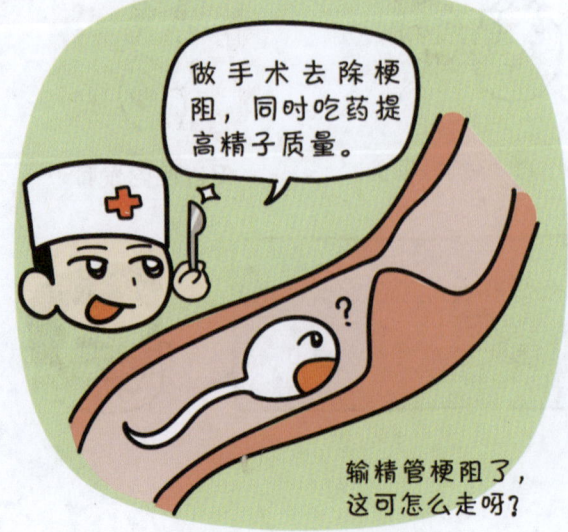

男性不育症

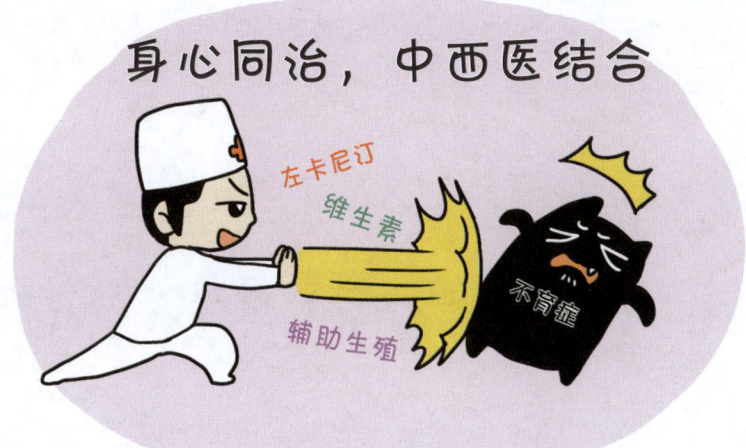

九、蓄势待发

谈谈如何科学备孕

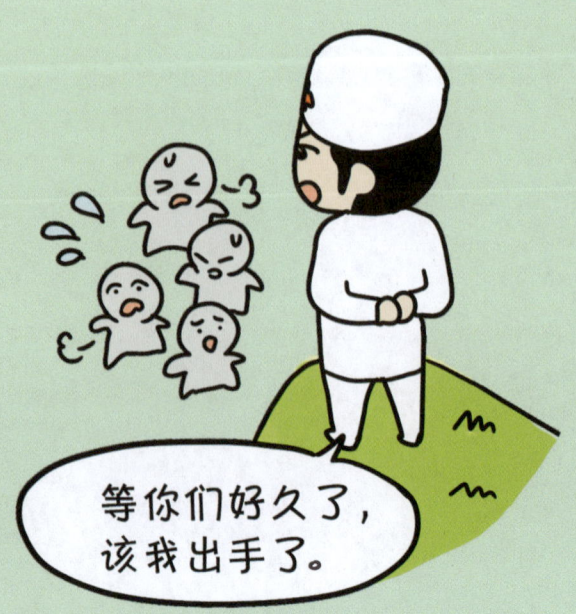

男性不育症

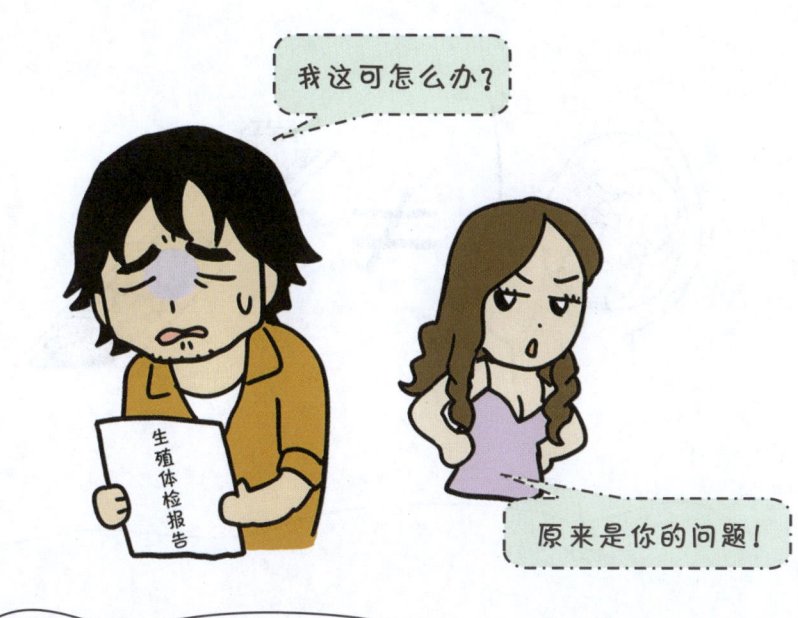

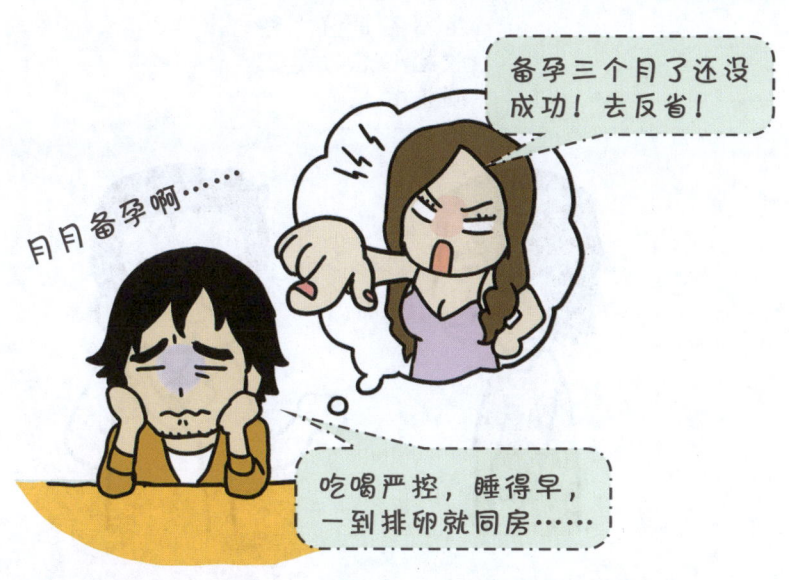

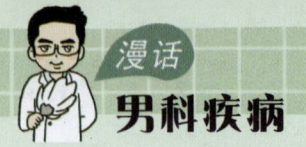
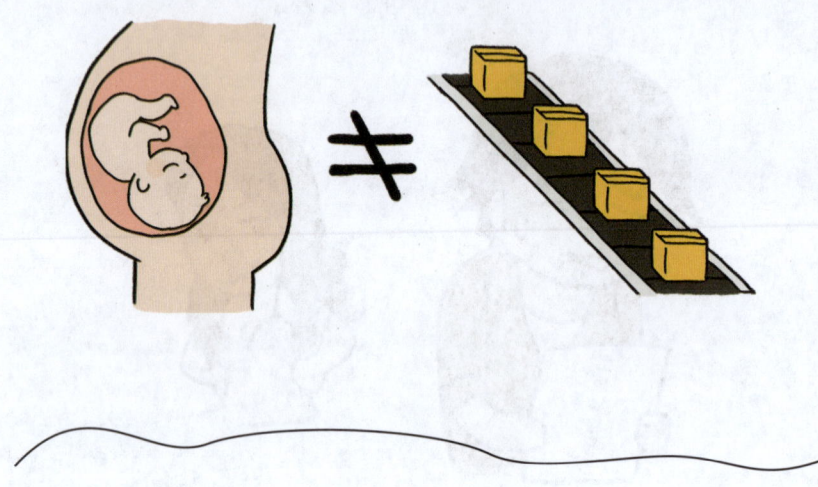
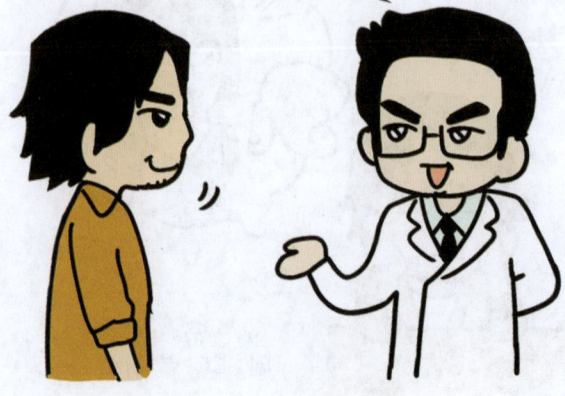

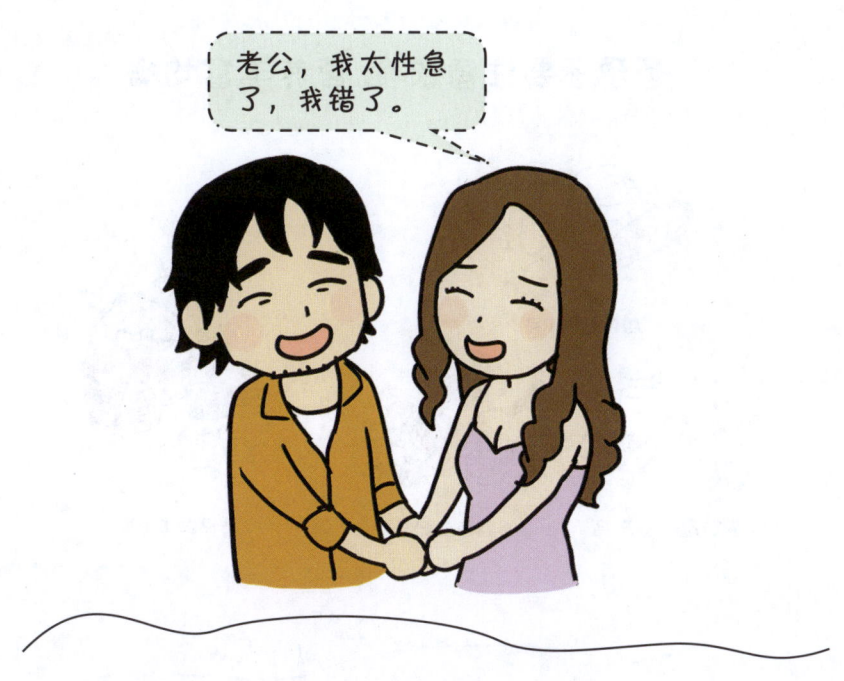

放松身心，更容易受孕

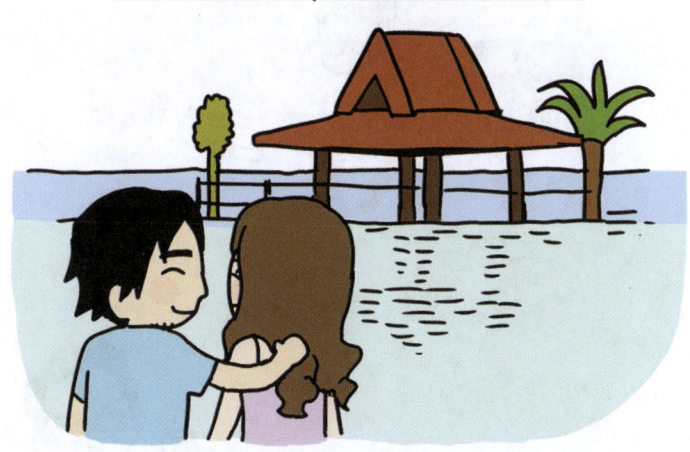

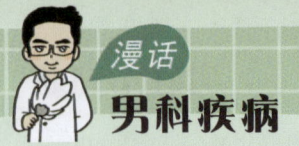

漫话男科疾病

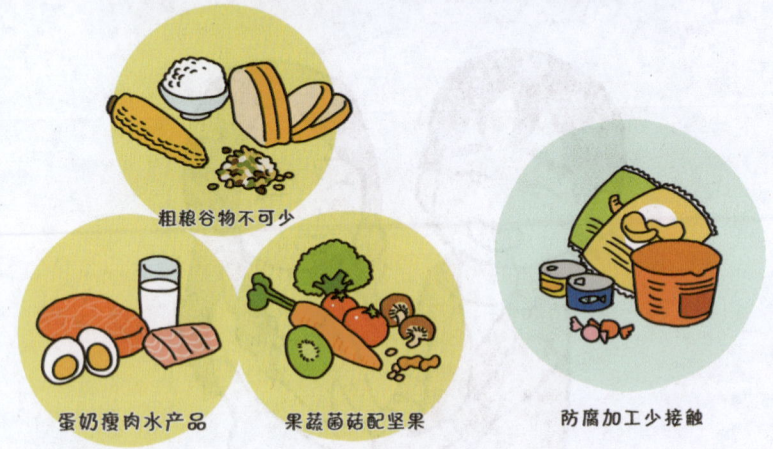

备孕还要注意饮食,营养丰富均衡

- 粗粮谷物不可少
- 蛋奶瘦肉水产品
- 果蔬菌菇配坚果
- 防腐加工少接触

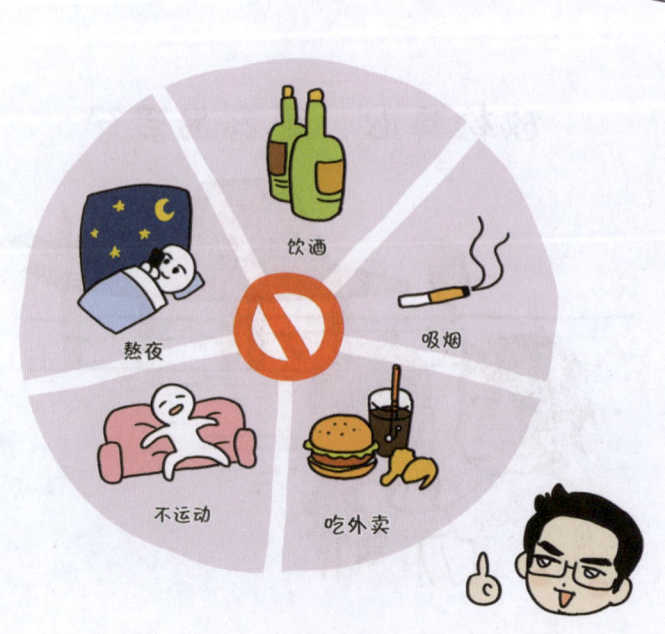

- 饮酒
- 吸烟
- 熬夜
- 不运动
- 吃外卖

男性不育症

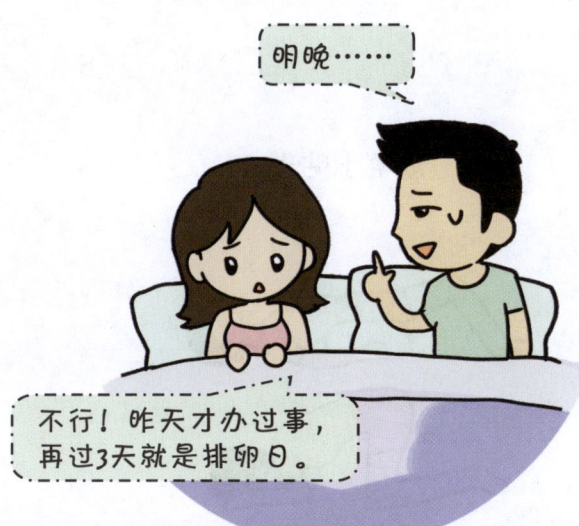

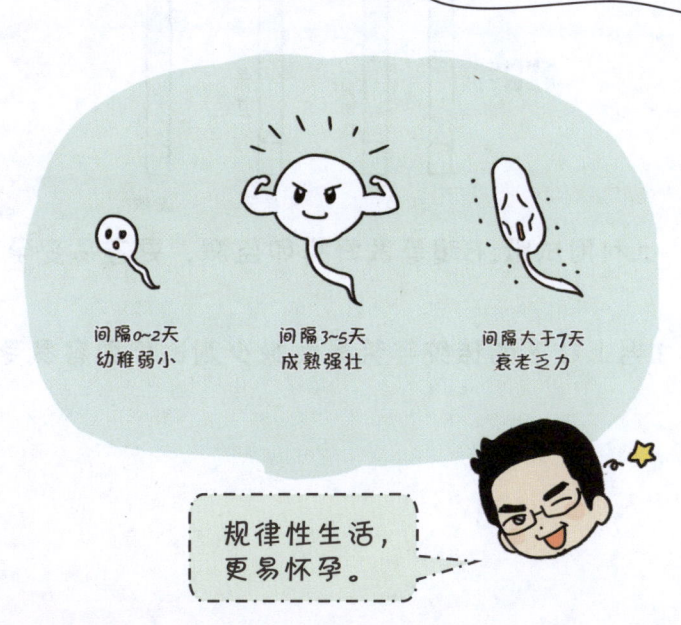

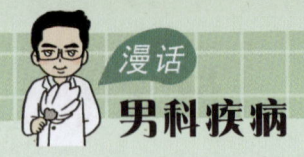

备孕小贴士

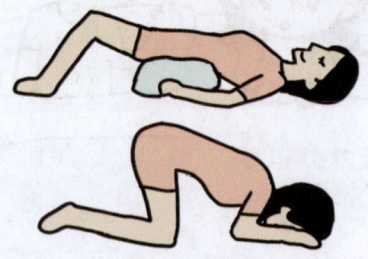

1. 排卵期同房后臀部垫高，仰卧1~2小时（后位子宫可采取胸膝卧位）。

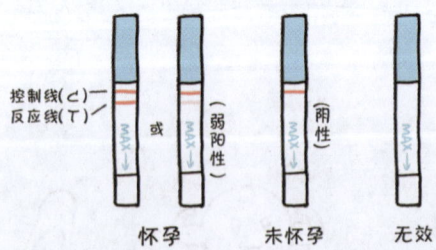

2. 利用试纸、B超等做好排卵监测，更容易受孕。

3. 男上女下的传统姿势虽然缺少刺激但更容易受孕。

十、无迹可寻

男性不育症"无证可辨"时怎么办？

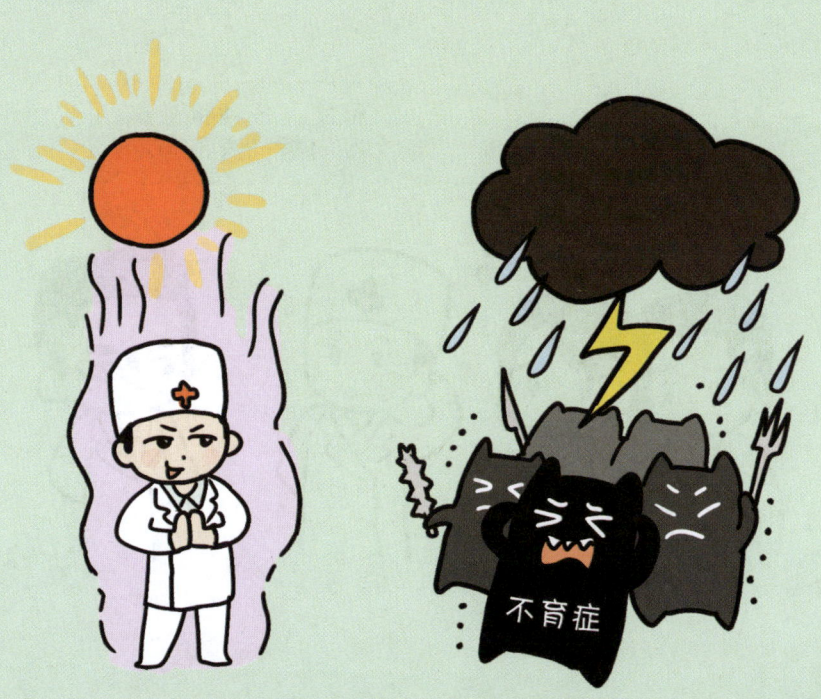

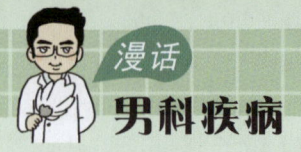

漫话 男科疾病

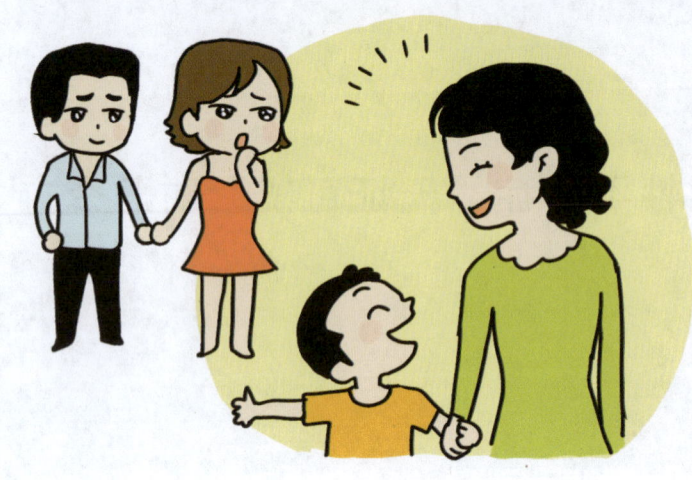

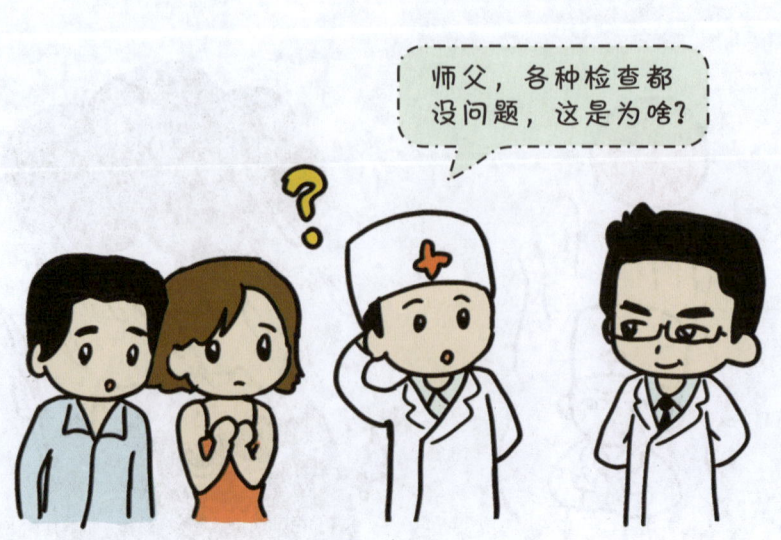

男性不育症

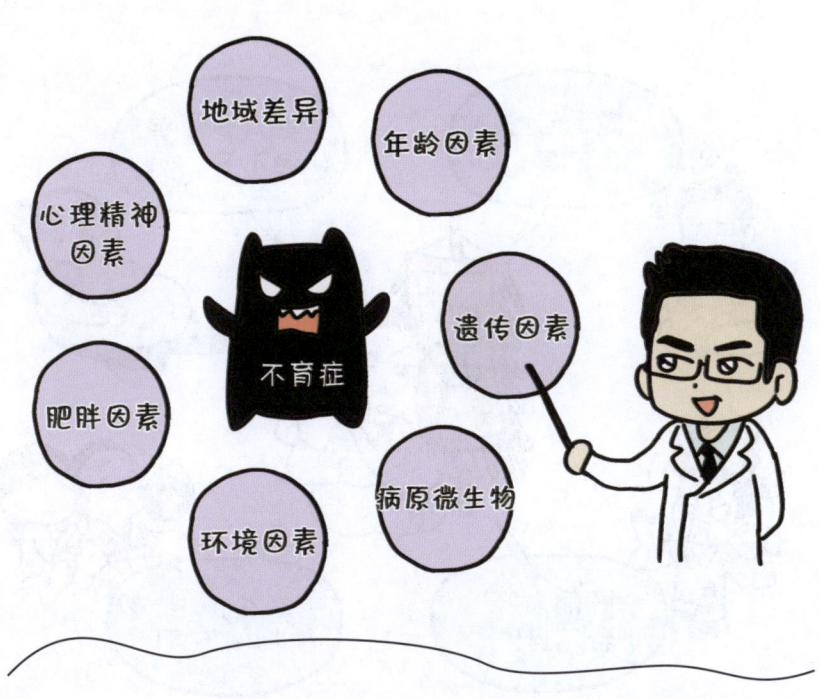

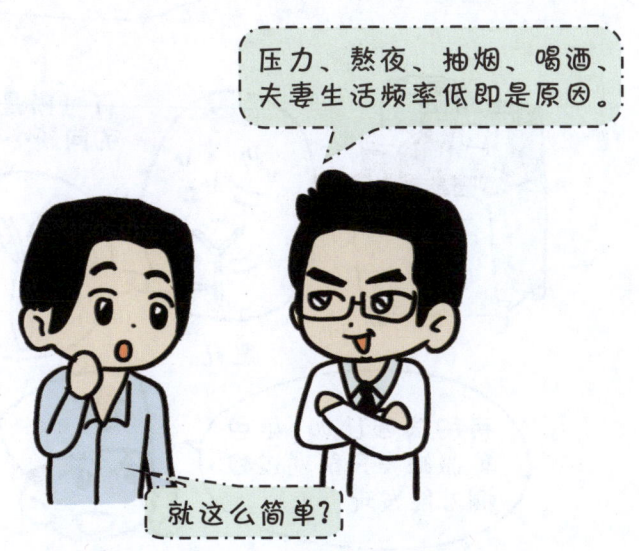

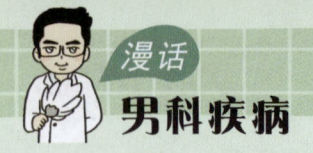

漫话 男科疾病

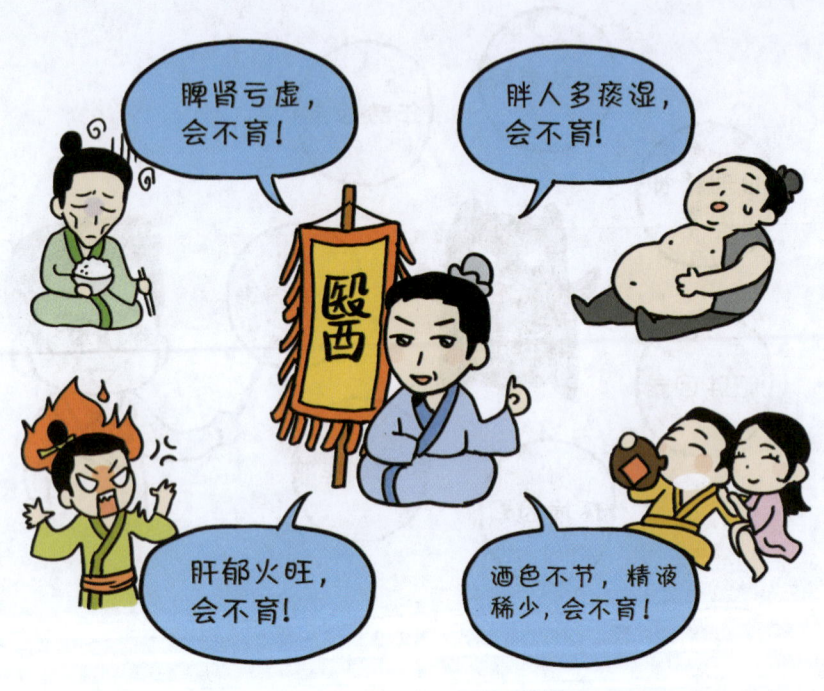

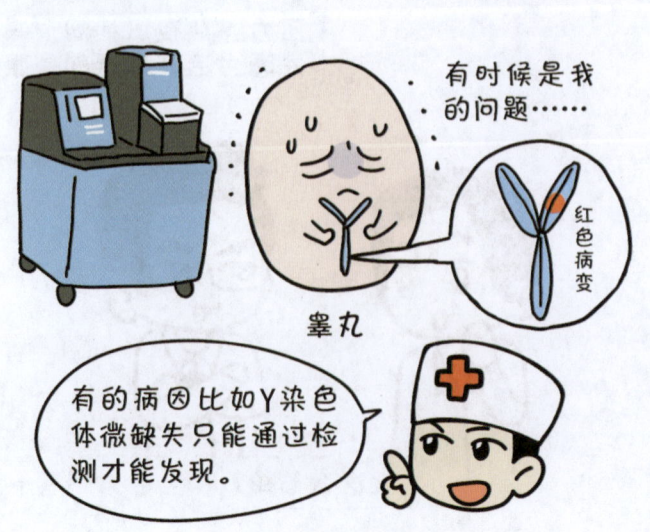

男性不育症

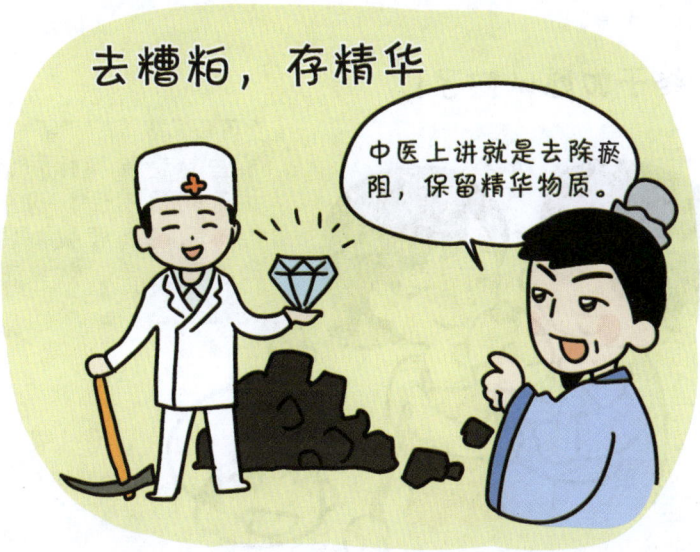

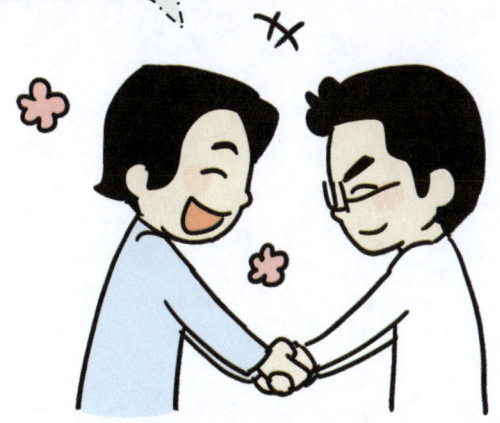

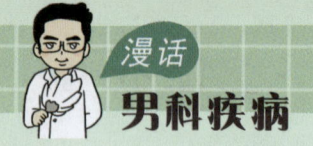

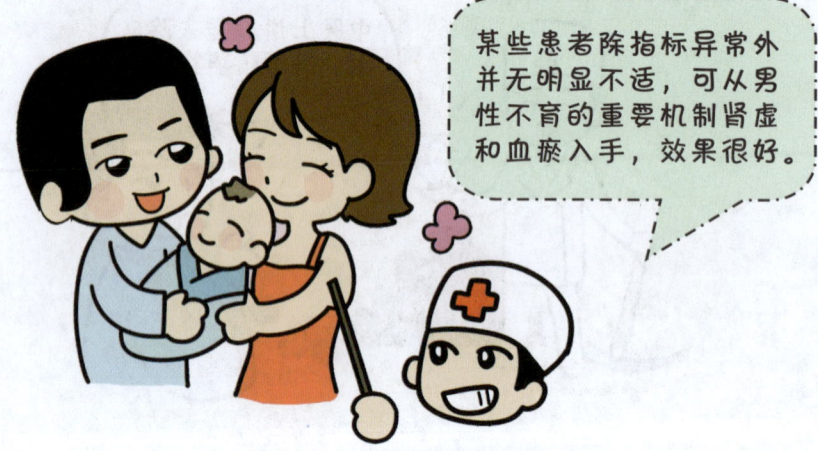

十一、阴平阳秘

"微调阴阳"治疗男性不育症

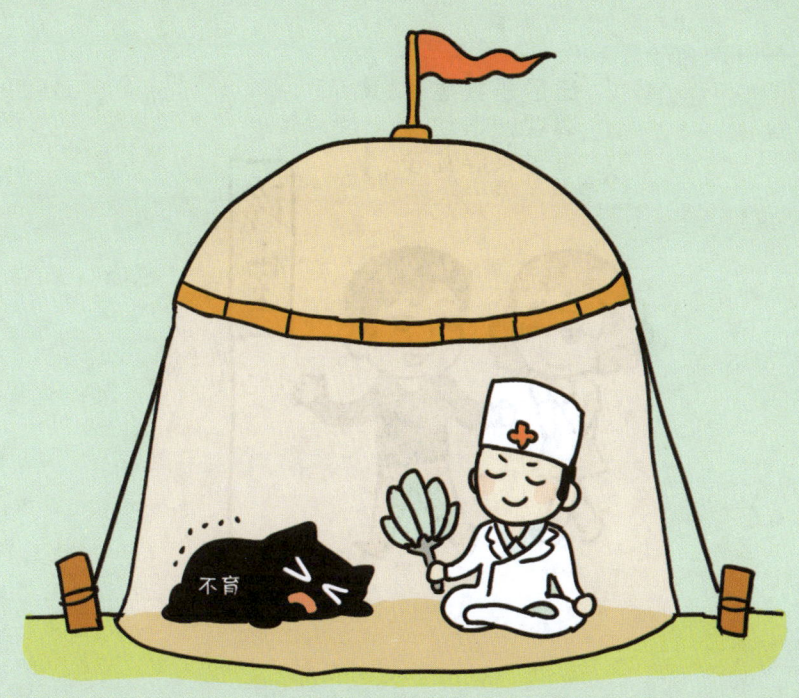

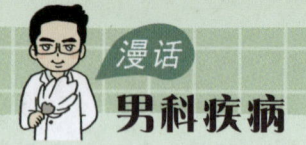

漫话男科疾病

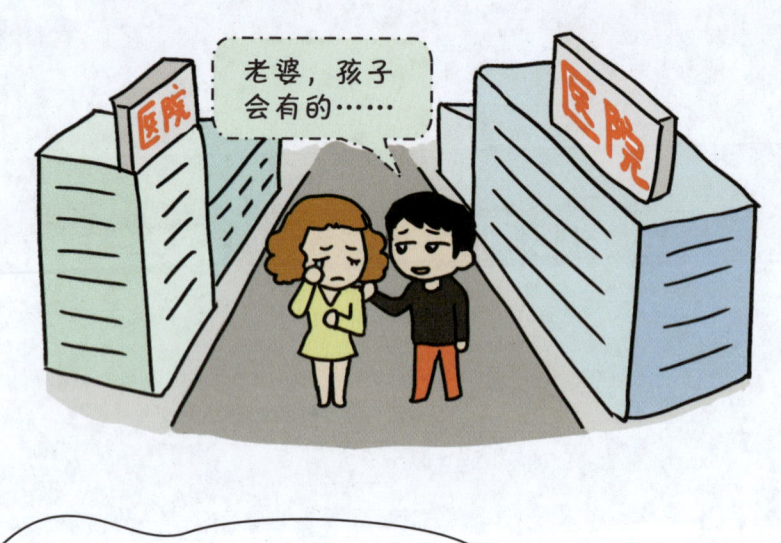

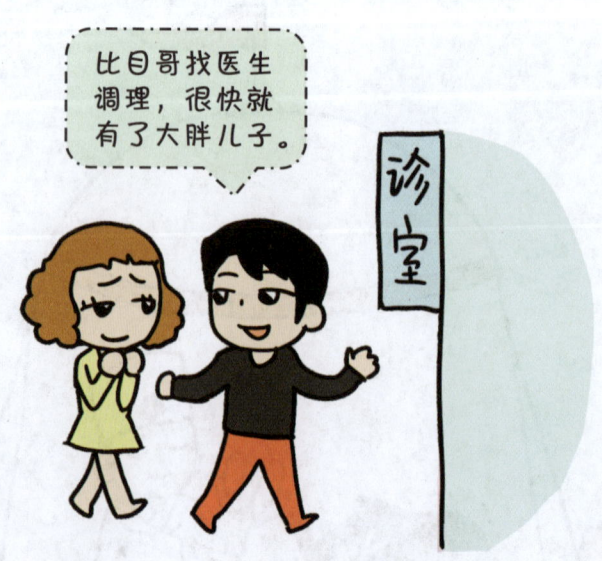

男性不育症

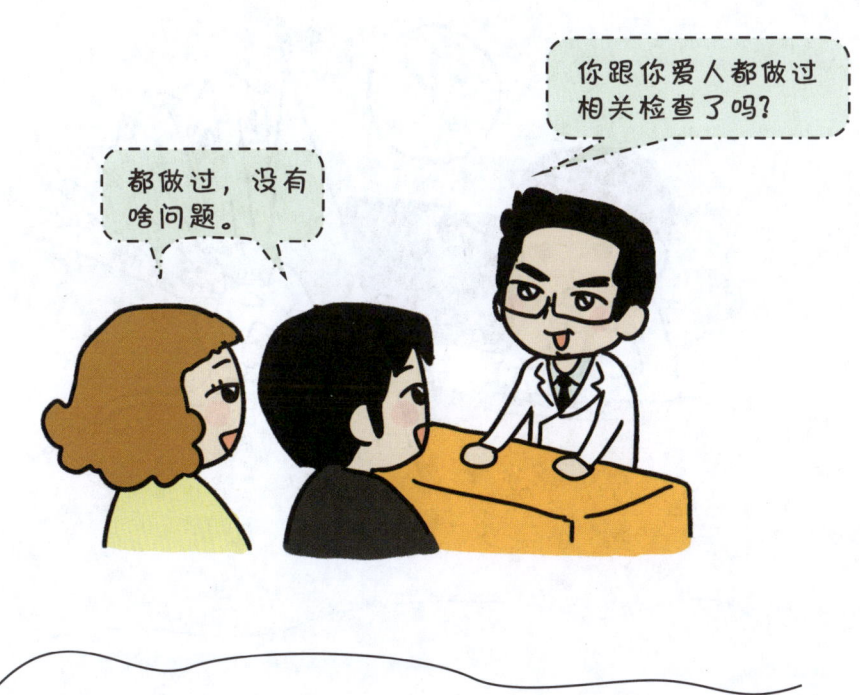

夫妻同调

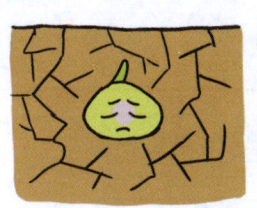

饱满的种子
在贫瘠沙土

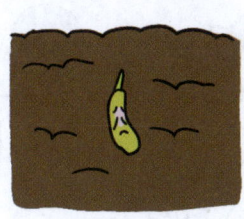

干瘪的种子
遇到了肥沃的
黑土地

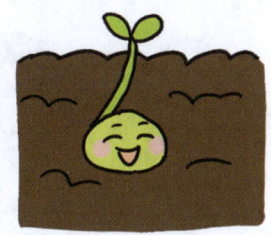

饱满的种子
遇到了肥沃的
黑土地

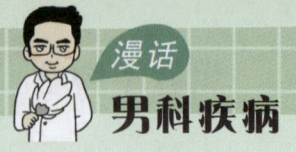

漫话男科疾病

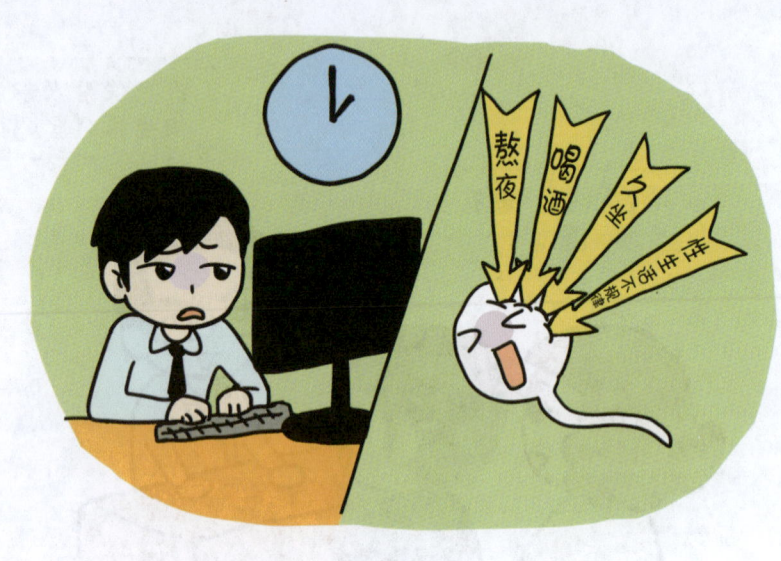

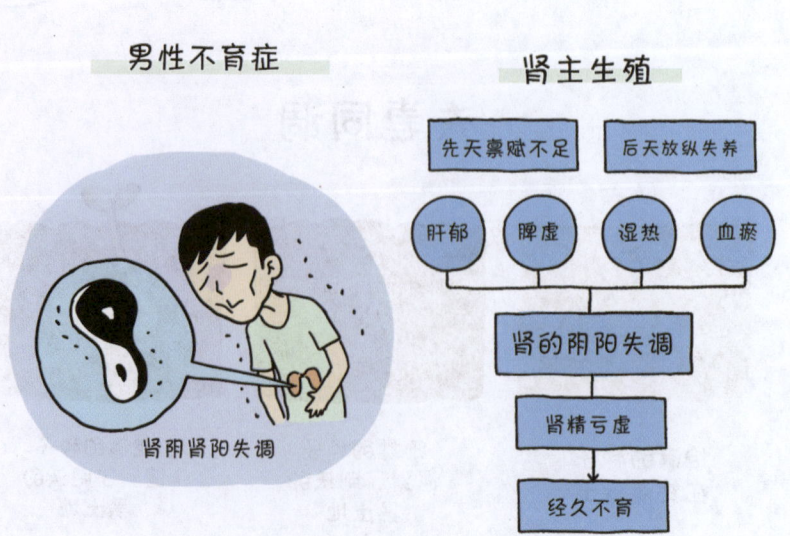

男性不育症

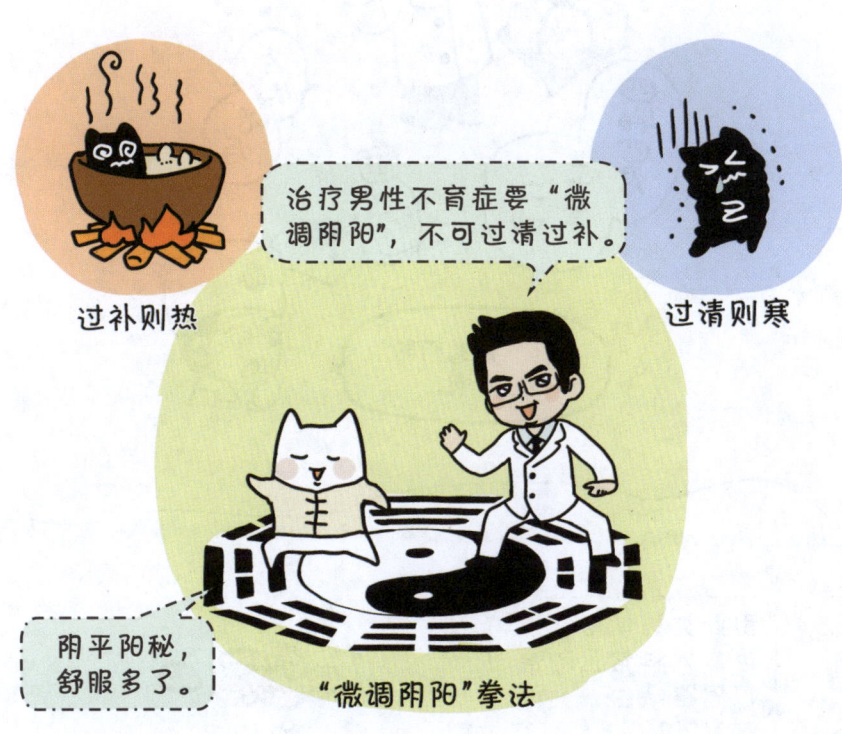

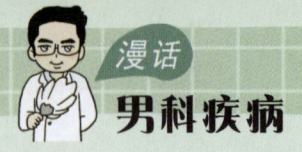

漫话 **男科疾病**

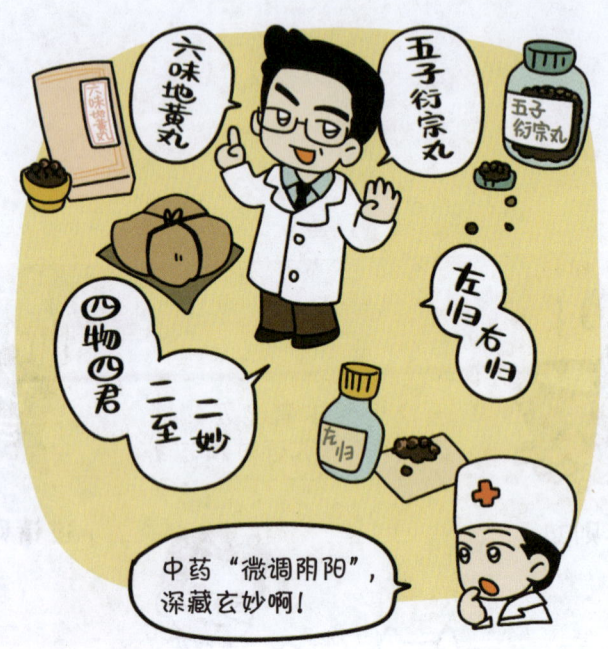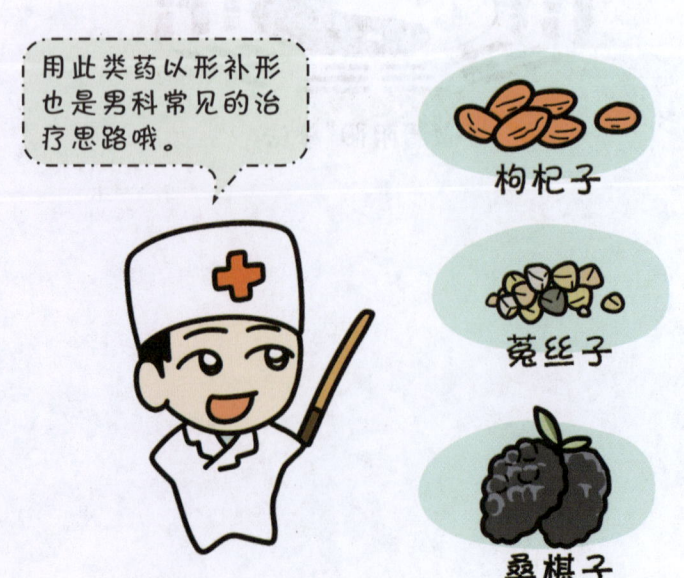

男性不育症

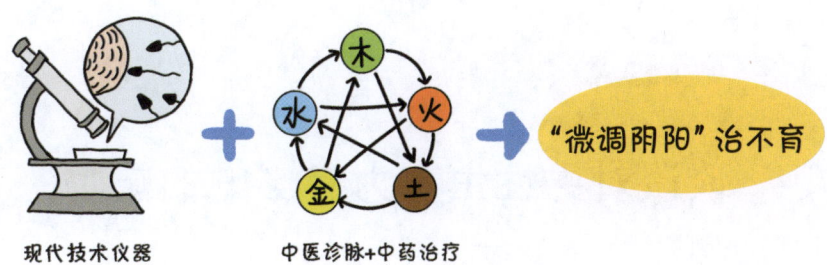

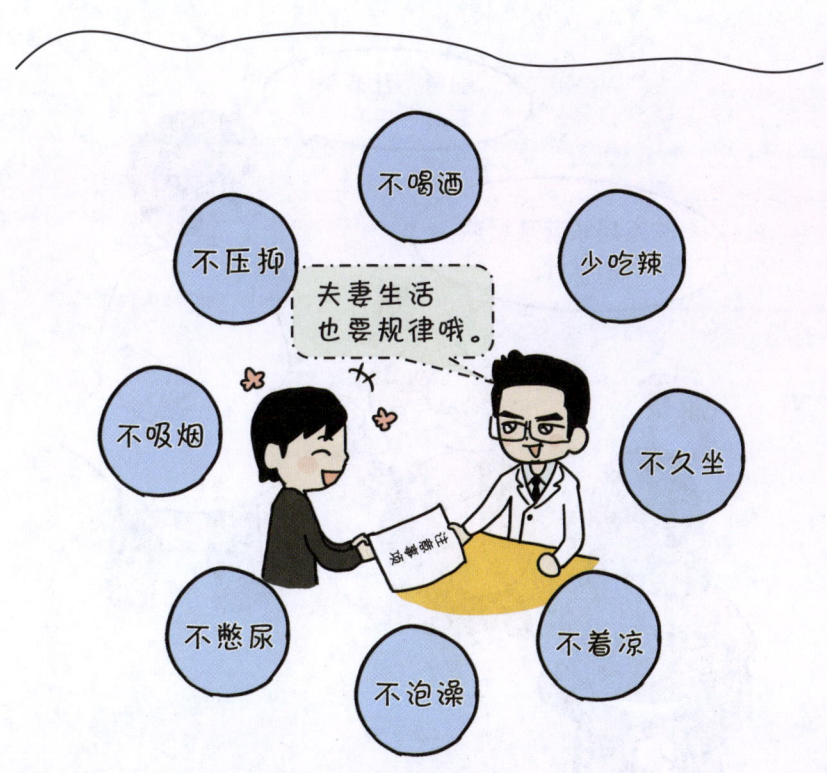

十二、暗藏杀机

谈谈对男性生育力有影响的药物

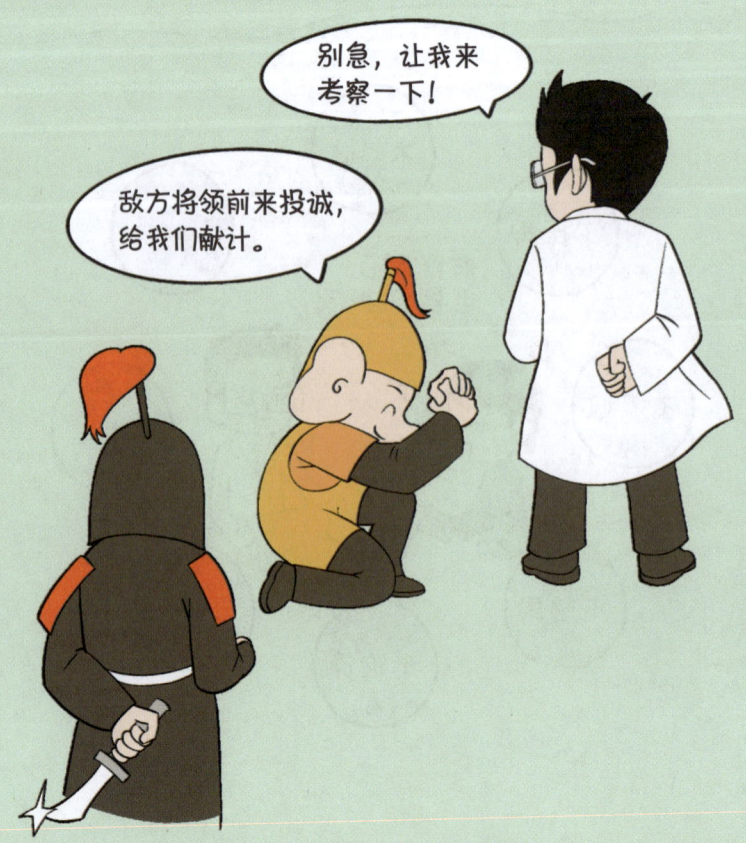

男性不育症

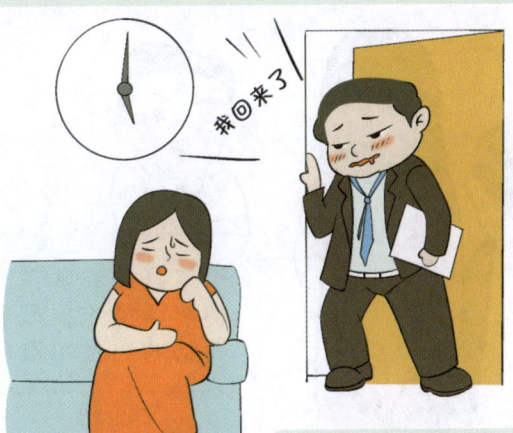

42岁的台里,应酬多、作息乱,经常有点身体上的小毛病,稍有不适就吃药。

虽然想要二孩,但备孕了一年半载也没怀上。

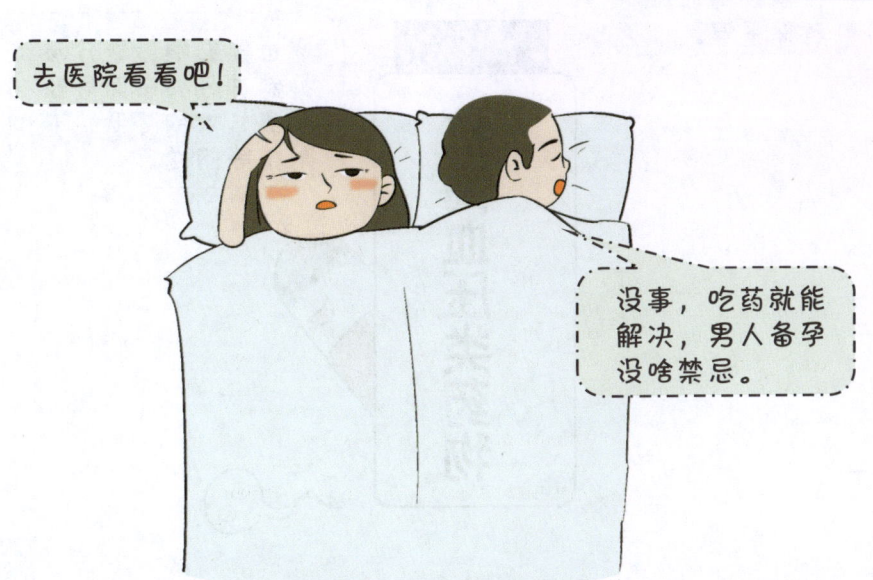

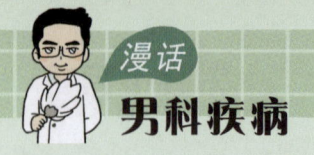

男性不育症

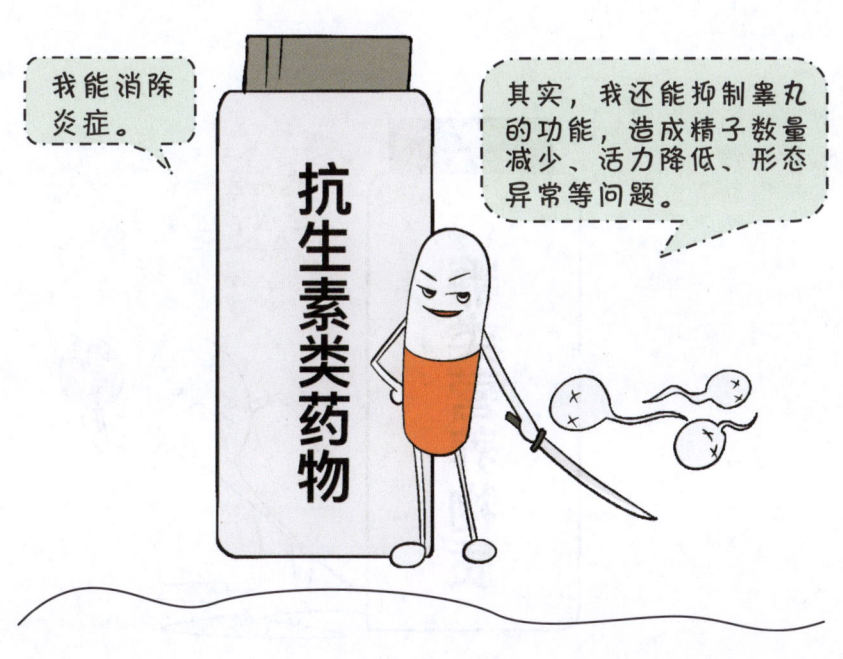

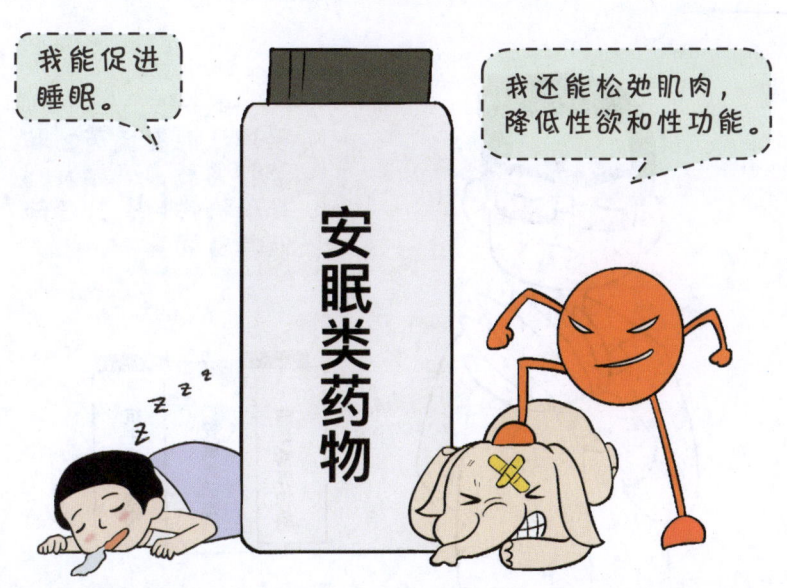

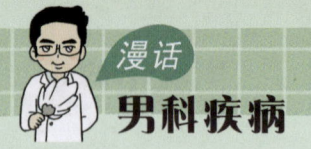

男性不育症

台里听从医生的建议,开始以自身调节为主备孕,一段时间后精神状态大为提升,男性功能也好了,爱人顺利怀孕。

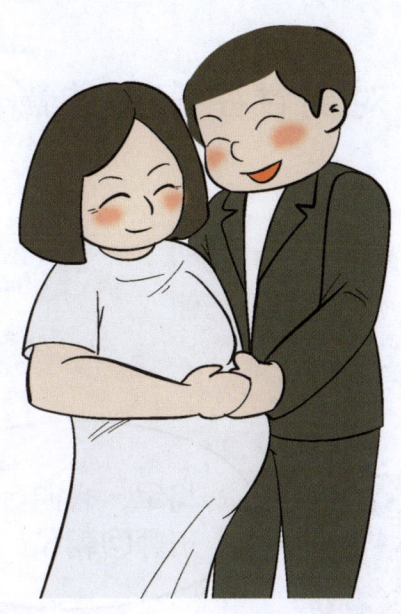

十三、不堪重负

肥胖对男性生育力的影响

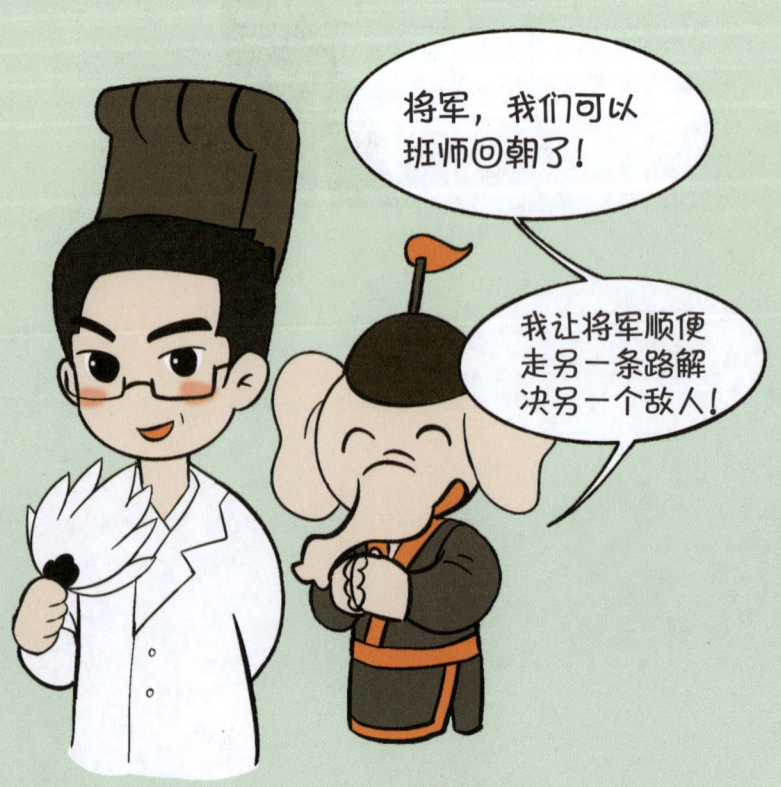

男性不育症

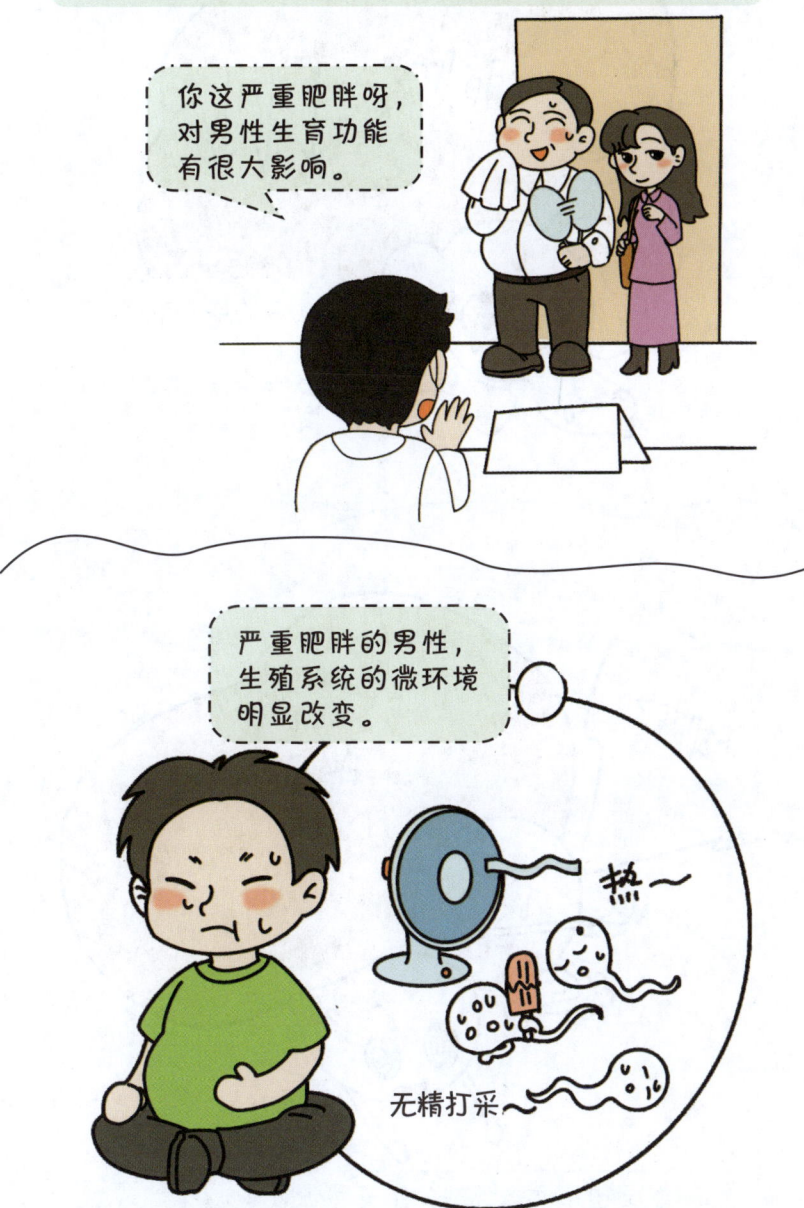

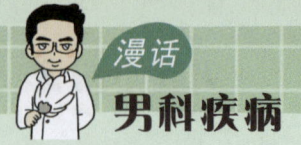

漫话 **男科疾病**

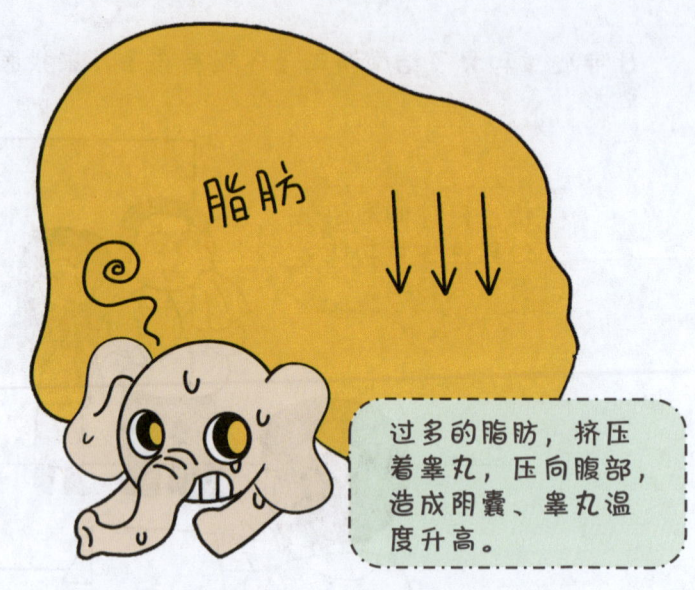

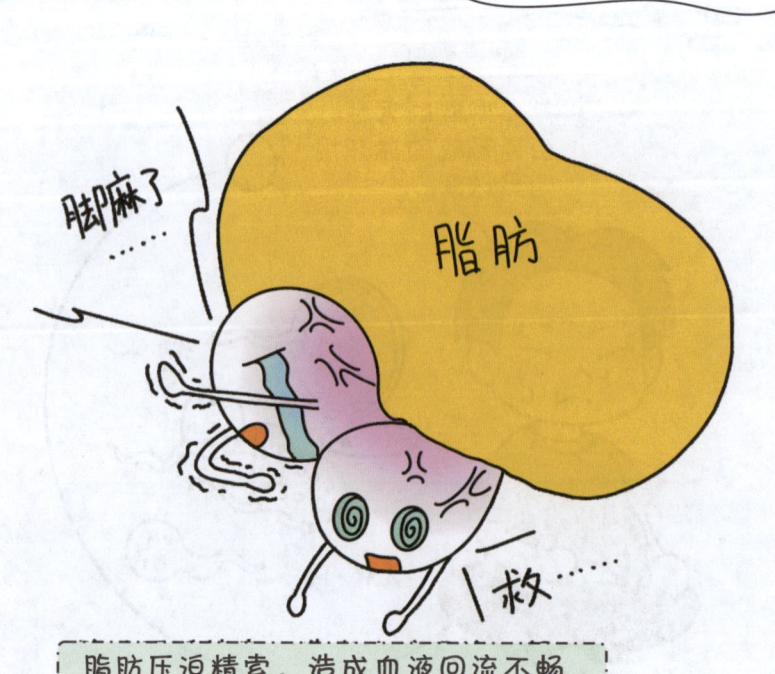

男性不育症

肥胖看似能带来丰富的营养，然而这种情况下的精子其实外强中干。

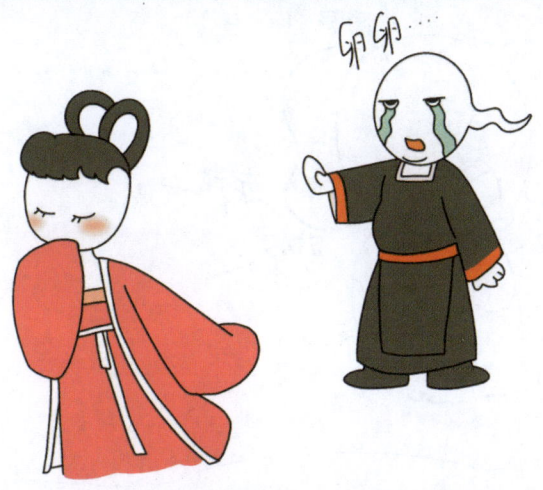

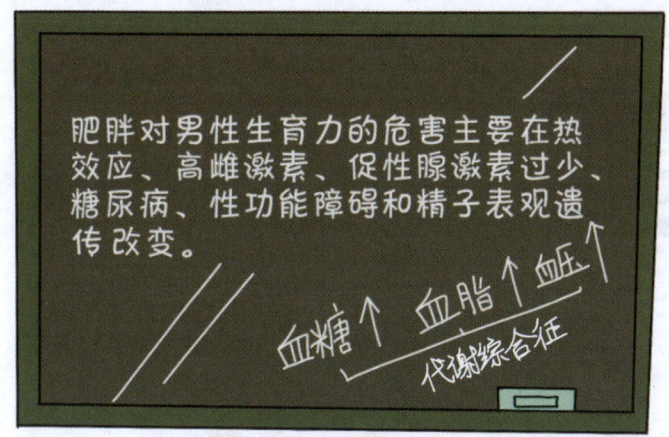

肥胖对男性生育力的危害主要在热效应、高雌激素、促性腺激素过少、糖尿病、性功能障碍和精子表观遗传改变。

血糖↑ 血脂↑ 血压↑
代谢综合征

肥胖还影响男性的勃起功能。

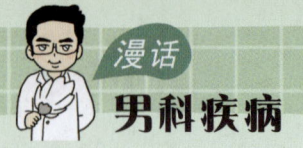

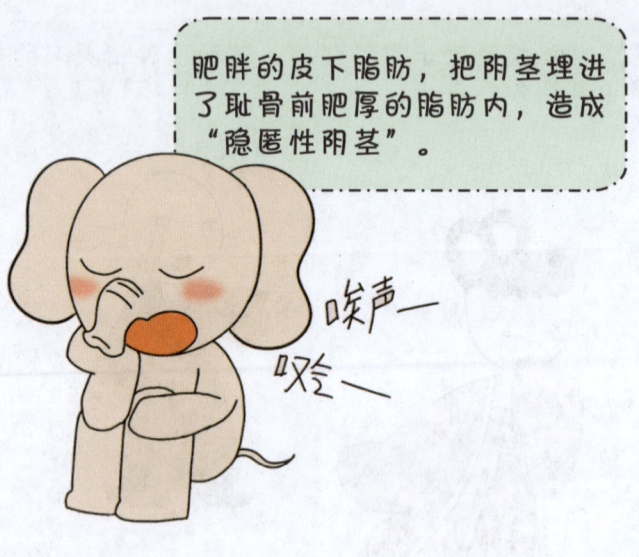

肥胖的皮下脂肪,把阴茎埋进了耻骨前肥厚的脂肪内,造成"隐匿性阴茎"。

唉声—
叹气—

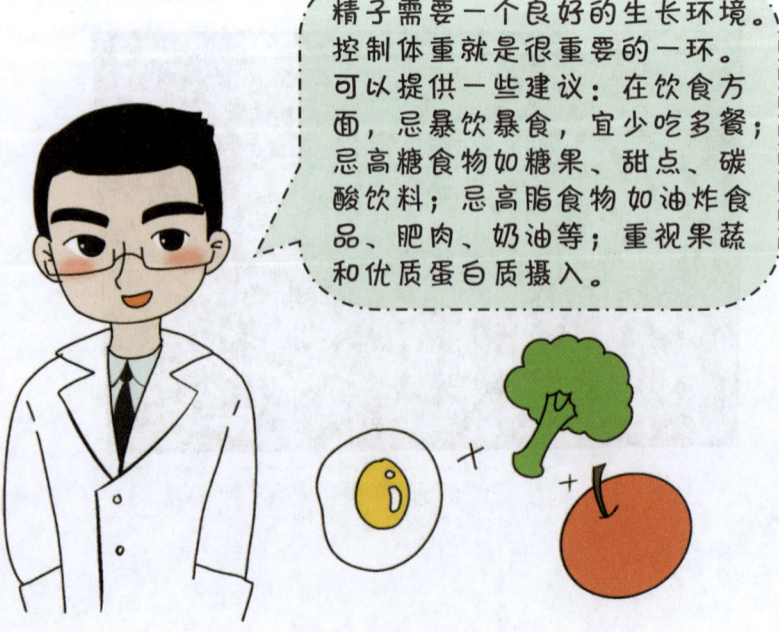

精子需要一个良好的生长环境。控制体重就是很重要的一环。可以提供一些建议:在饮食方面,忌暴饮暴食,宜少吃多餐;忌高糖食物如糖果、甜点、碳酸饮料;忌高脂食物如油炸食品、肥肉、奶油等;重视果蔬和优质蛋白质摄入。

男性不育症

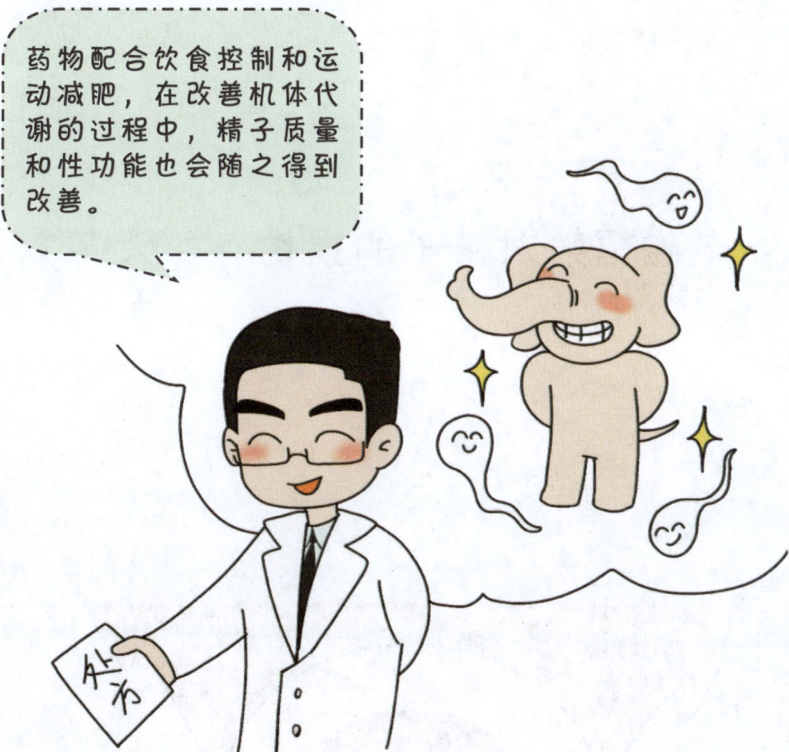

十四、潜移默化

电磁辐射对精子的损伤有多大？

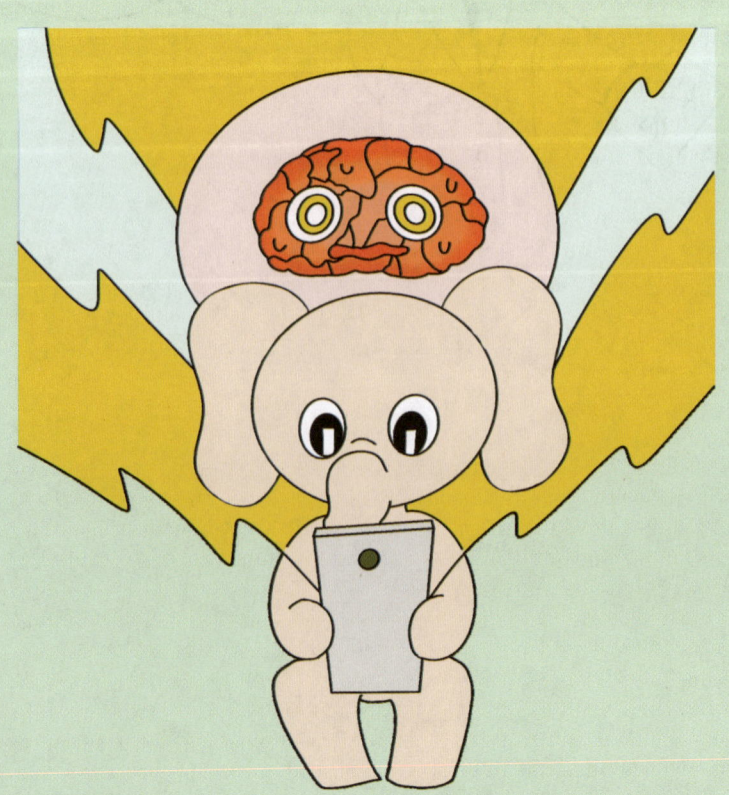

男性不育症

比托先生的事业蒸蒸日上,与妻子却一直怀不上孩子。

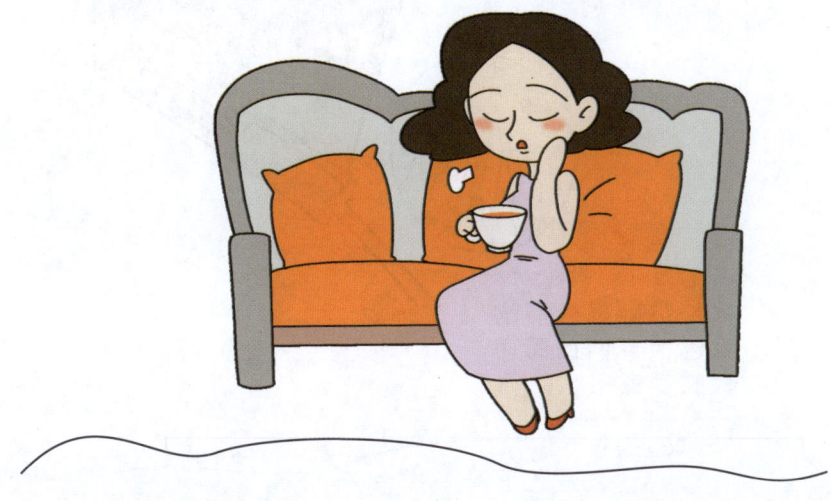

平时比托先生业务繁忙,每天需要用多部手机联系客户。

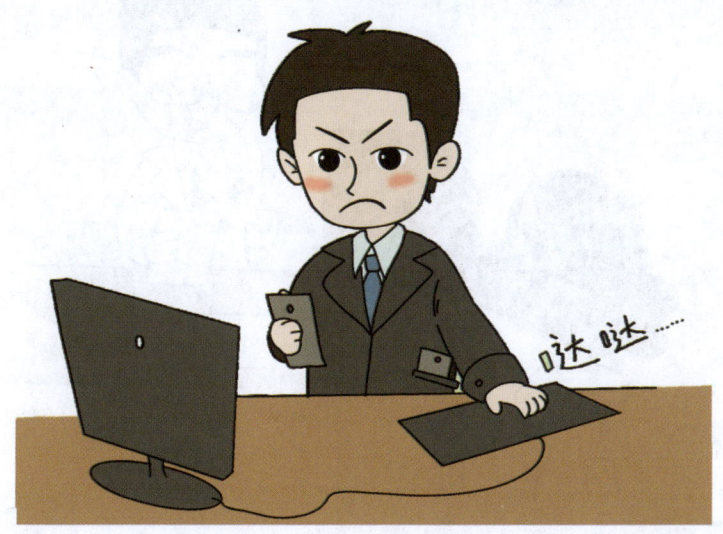

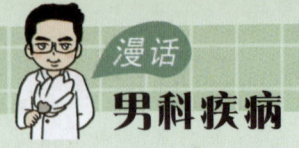

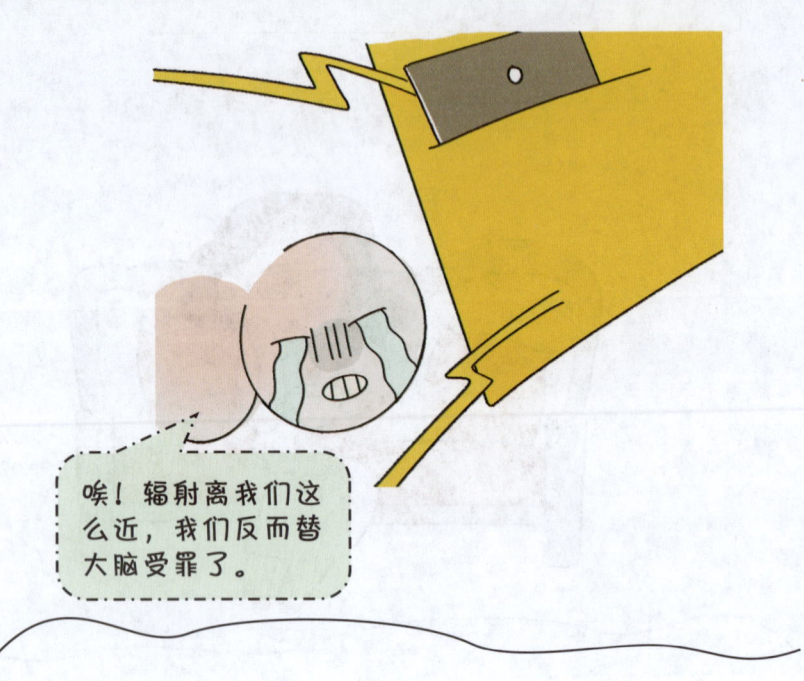

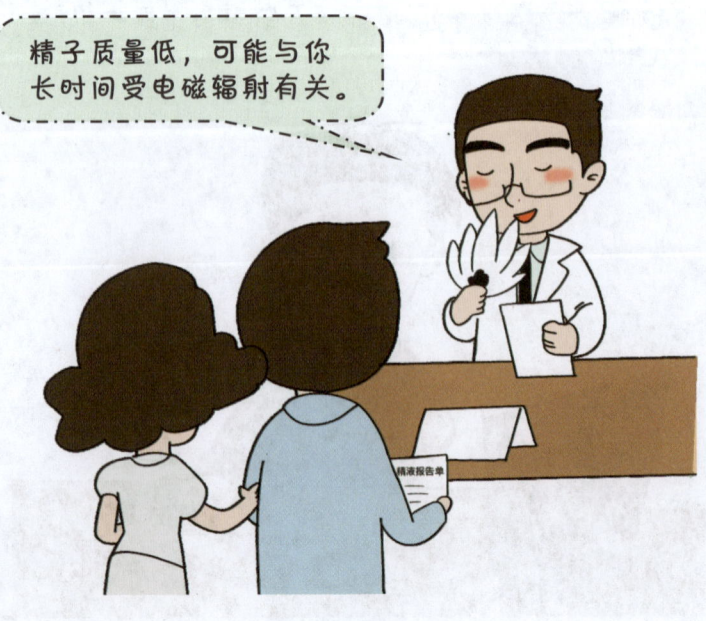

男性不育症

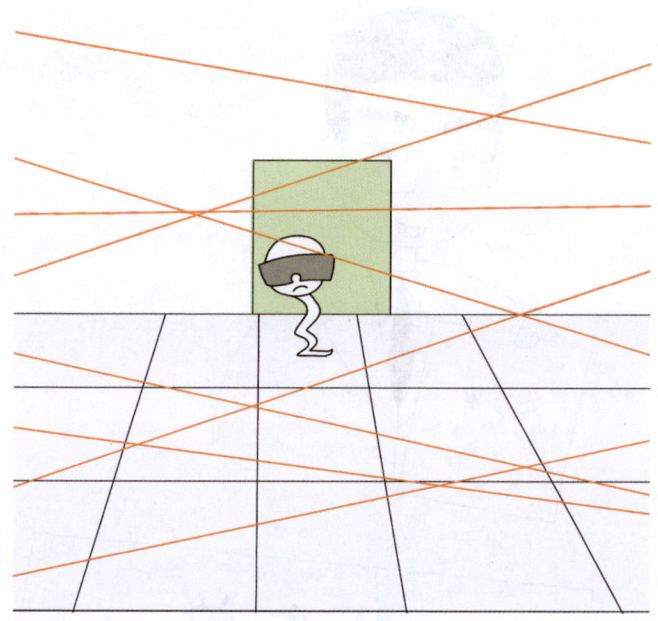

电磁辐射可降低男子精子质量。男性生殖细胞和精子对电磁辐射更为敏感，因此男性应尽量减少与电磁波的接触，保持安全距离。电磁辐射对精子浓度、活动度、形态及精子细胞DNA（脱氧核糖核酸）和染色体结构的影响与男性生殖系统健康密切相关。

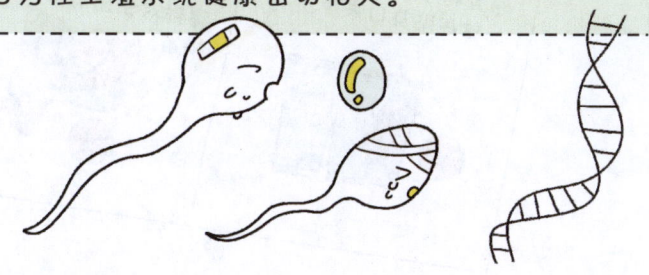

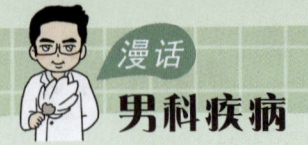
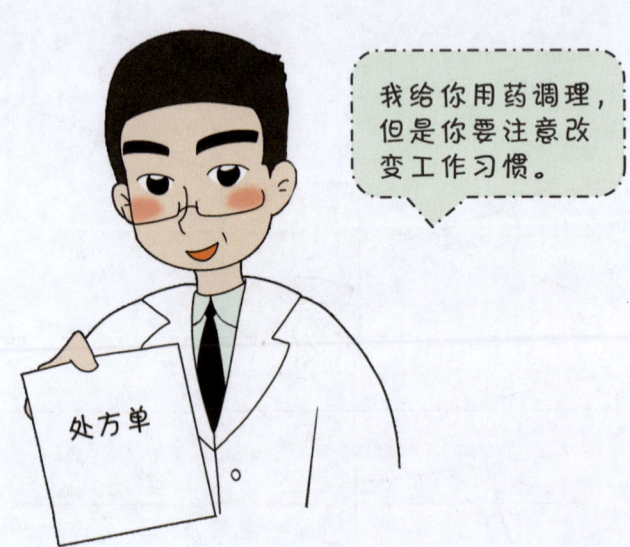
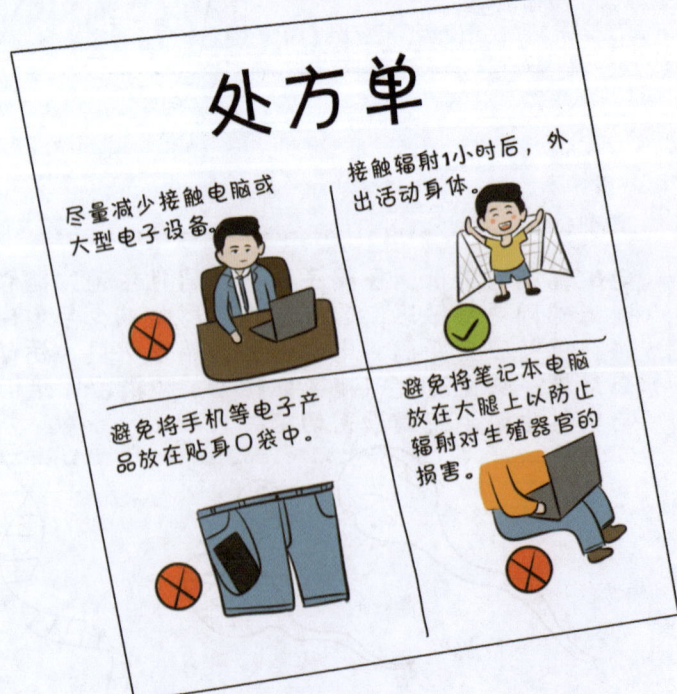

男性不育症

除了手机、电脑，还需要注意：

①远离会产生高强度电磁波的大型设备。
②家用电器莫要摆放太集中，尤其是卧室中。
③某些工种，有条件的可使用防辐射服装等防护设备。
④进行放射检查前向医生了解是否影响备孕。

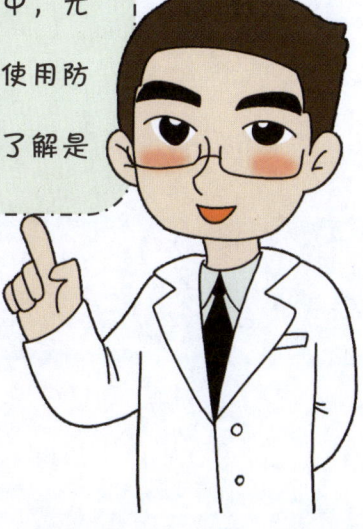

勃起功能障碍

十五、胸有成竹

自信是疗效的前提,疗程是疗效的保障

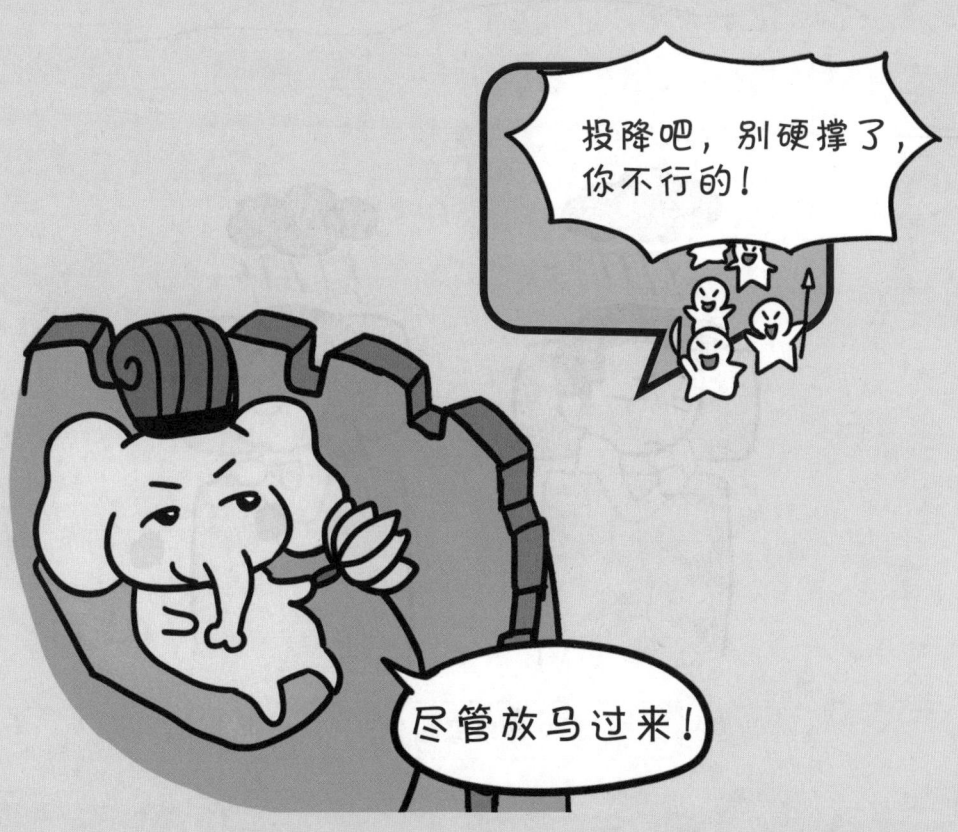

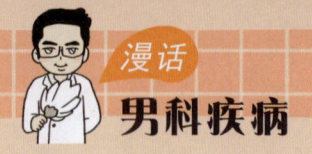

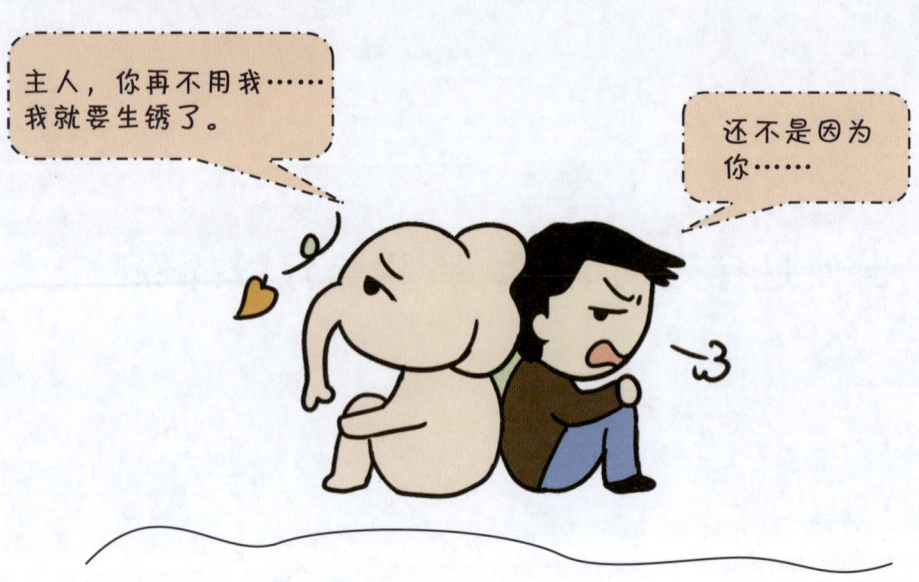

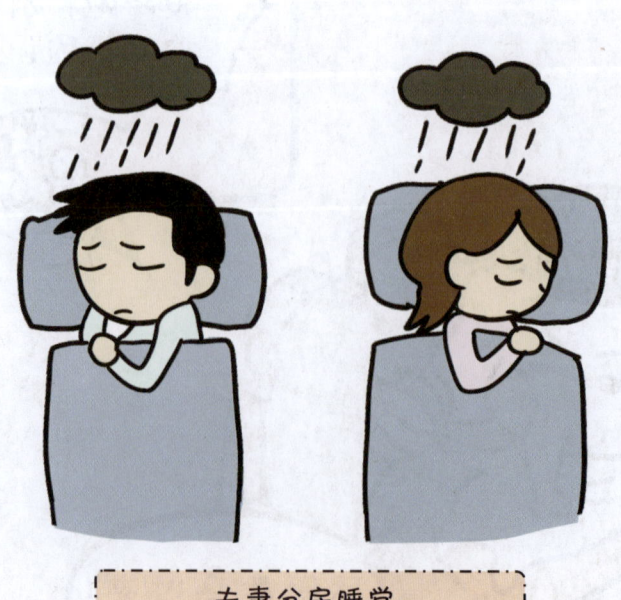

夫妻分房睡觉

勃起功能障碍

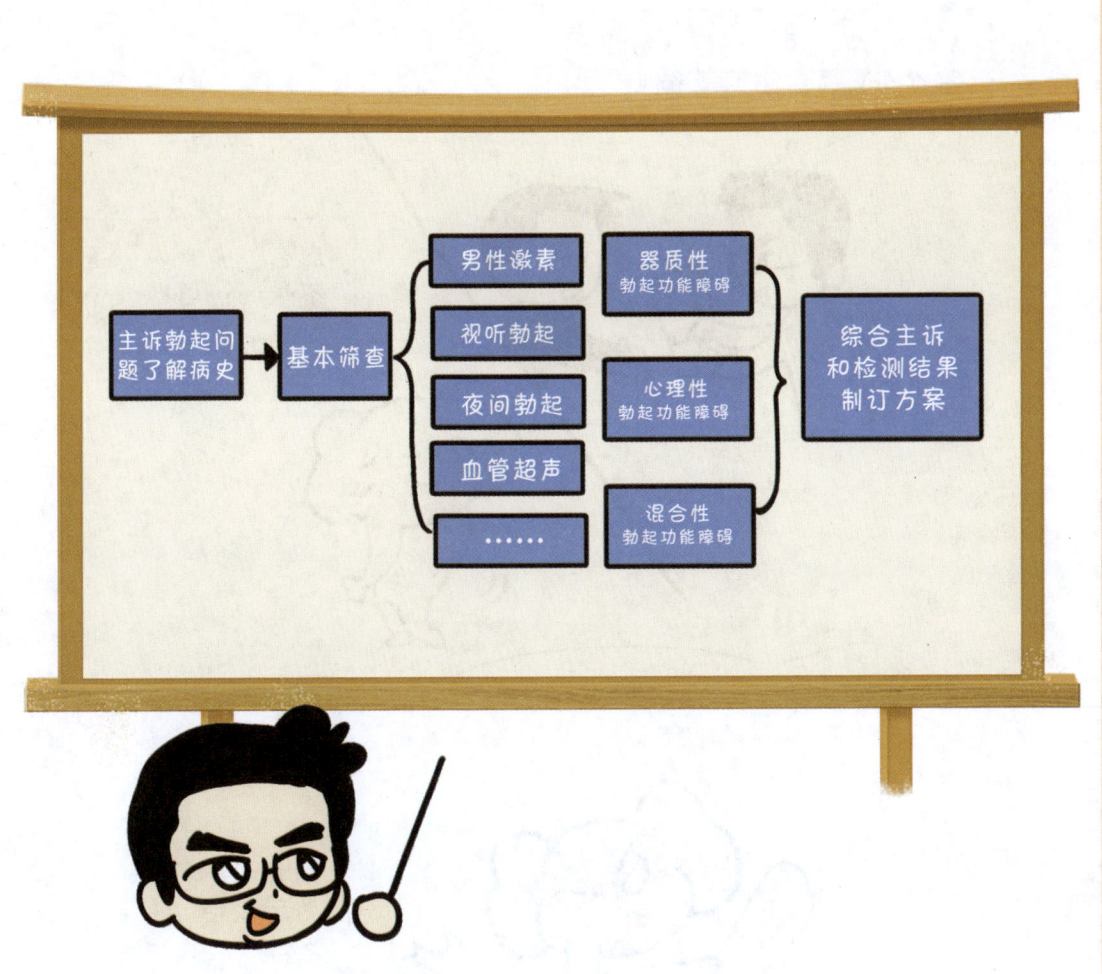

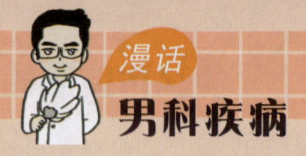漫话 男科疾病

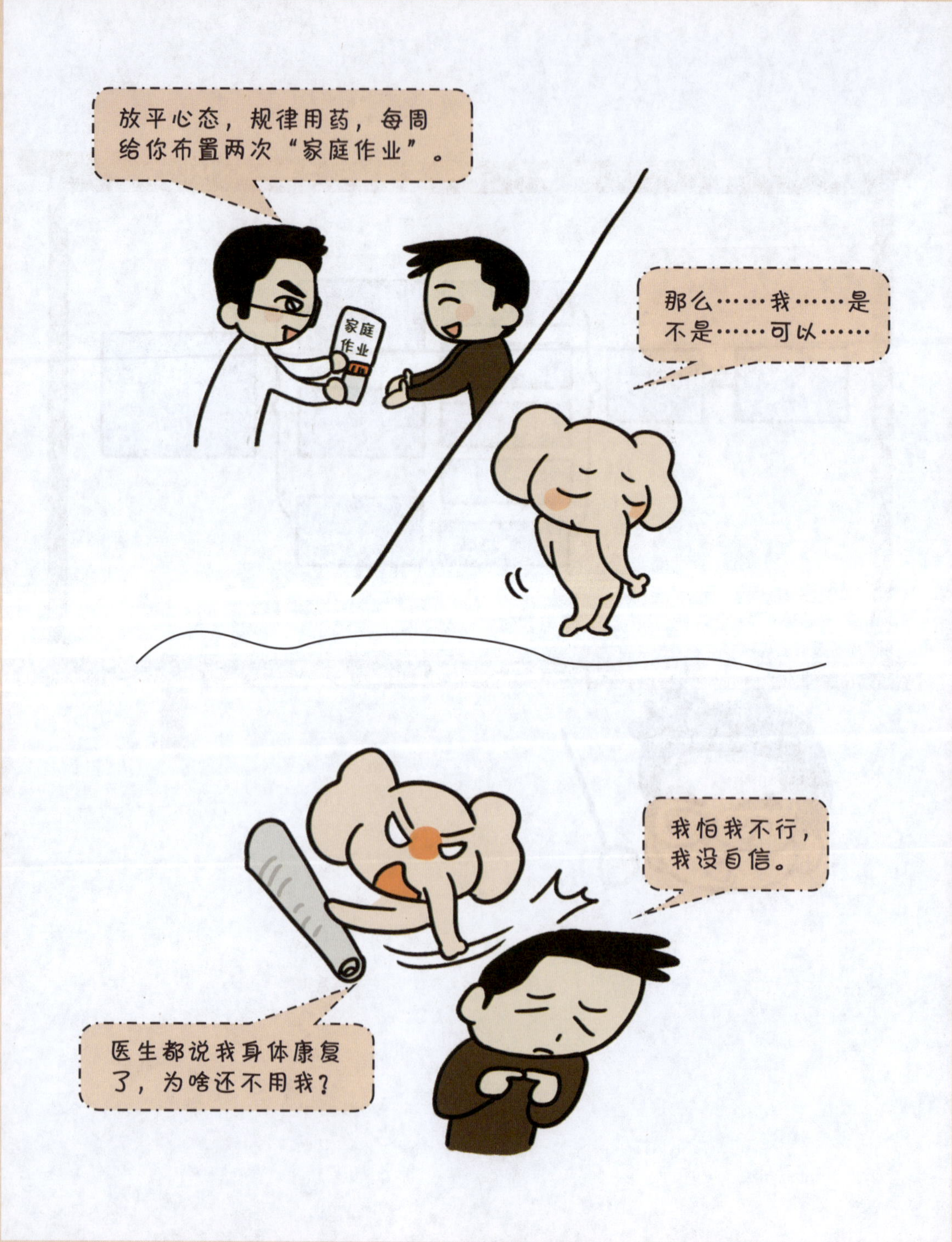

勃起功能障碍

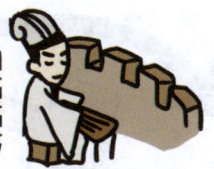

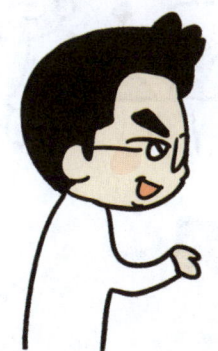

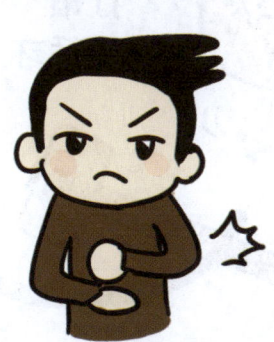

自信是疗效的前提，疗程是疗效的保障。在性功能方面，成功是成功之母！

要像诸葛亮一样，虽是空城但临危不乱。

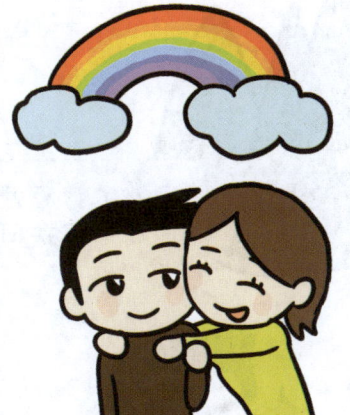

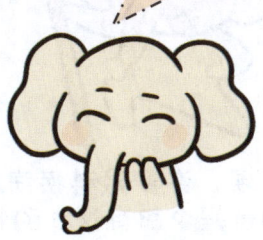

我终于成功上岗了，信心果然是良药！

漫话男科疾病

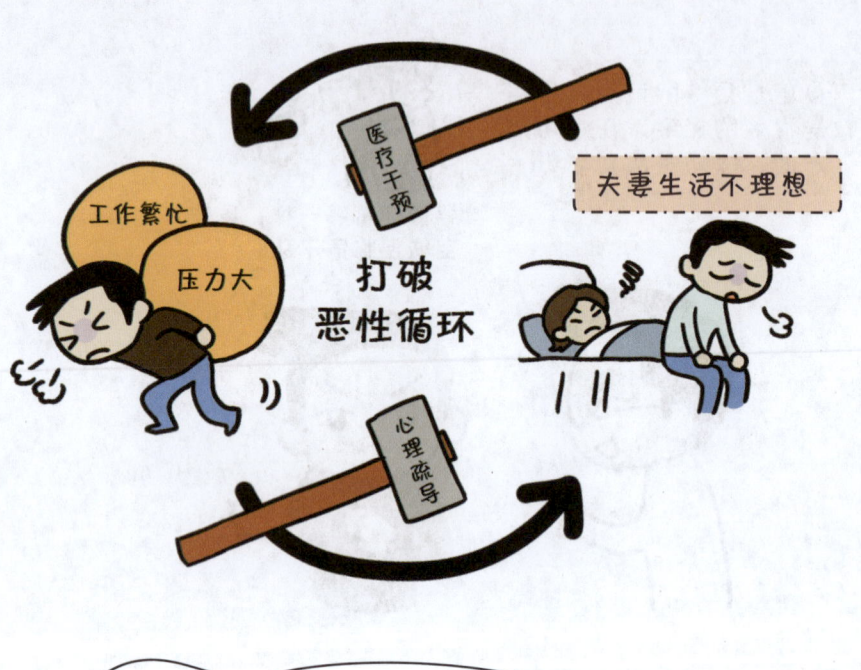

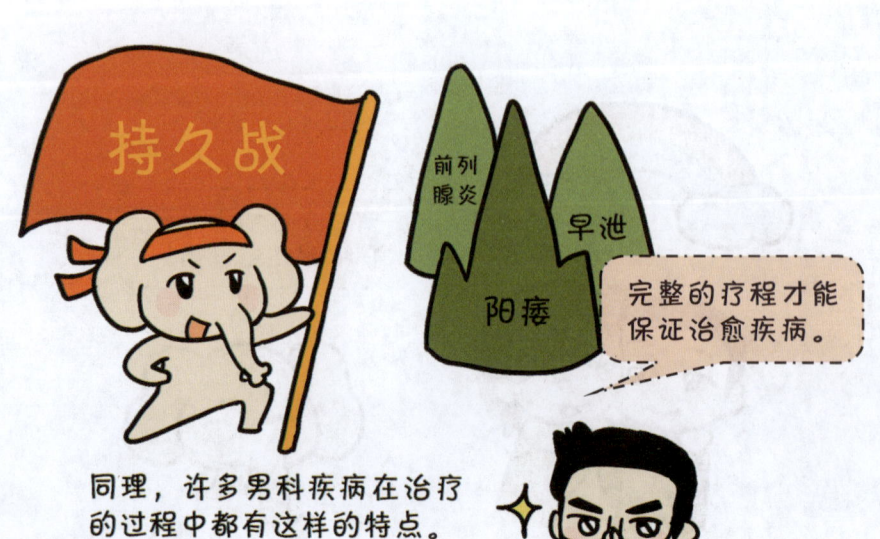

十六、内外兼修

中西医结合治疗勃起功能障碍

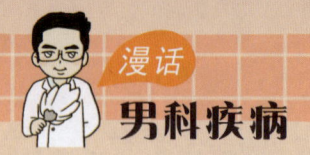

漫话男科疾病

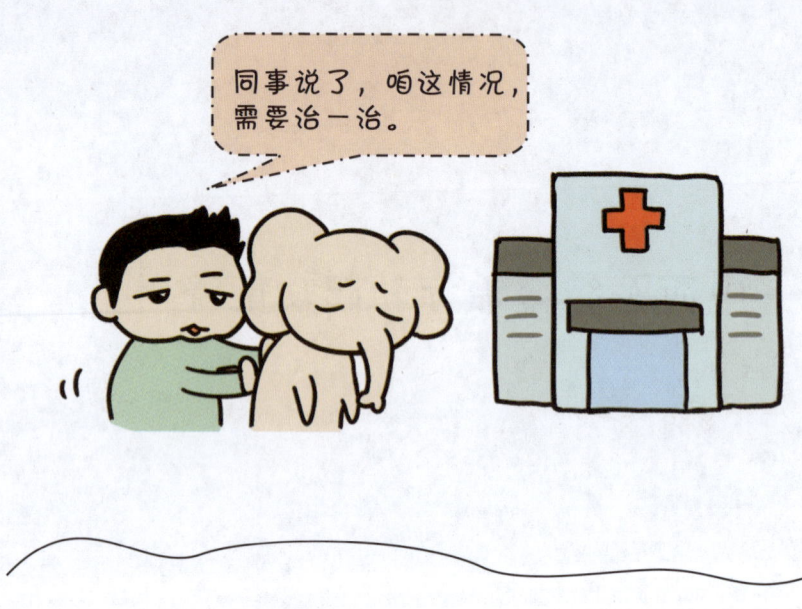

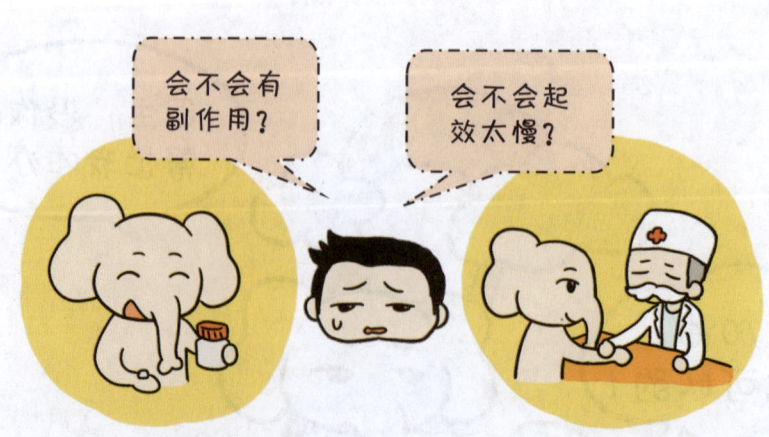

勃起功能障碍

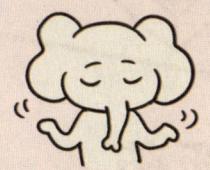

主人有我没我都一样。

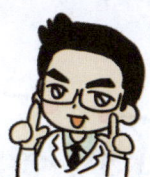

两种态度都不可取。这是常见病,有不适应当主动就医,按疗程治疗,不要半途而废。

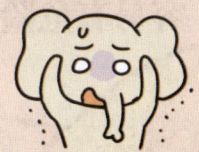

主人可紧张了,说我得了大病,用药要慎之又慎。

因为,勃起功能障碍这个信号,常常是全身疾病的冰山一角。

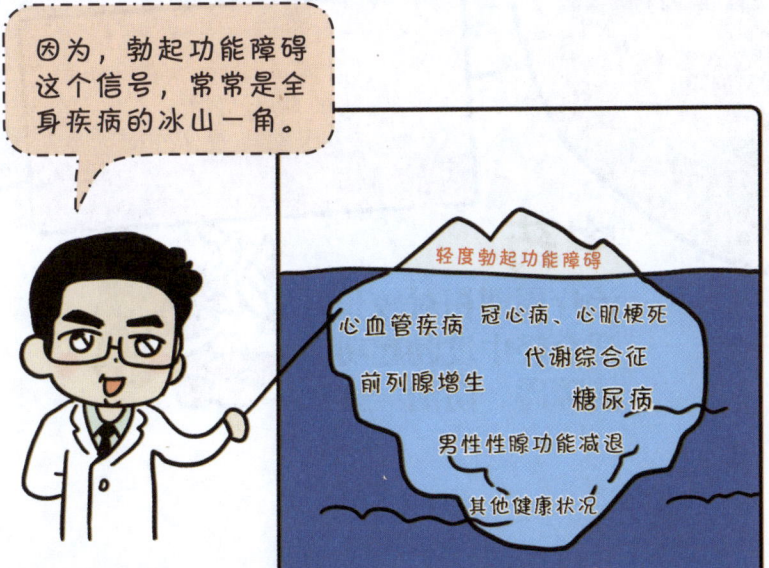

轻度勃起功能障碍
心血管疾病　冠心病、心肌梗死
代谢综合征
前列腺增生　糖尿病
男性性腺功能减退
其他健康状况

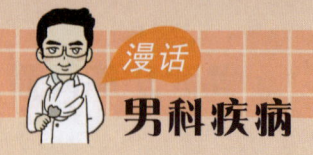

漫话**男科疾病**

勃起功能障碍治疗，哪种靠谱？

保健品
一些效果好的保健品，常常掺杂西药，若你同时还在吃其他药，容易有危险！

不要迷信保健品！

西药
5型磷酸二酯酶抑制剂疗效较好，副作用并不大。

不要抗拒药物！

它就是扩血管的药，选择性的扩张阴茎海绵体的血管，引起了勃起，长期使用对全身其他的血管也有好处。

中药
治疗周期相对较长，适合轻中度勃起功能障碍，防治一体。

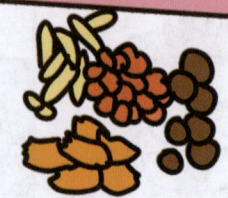

勃起功能障碍

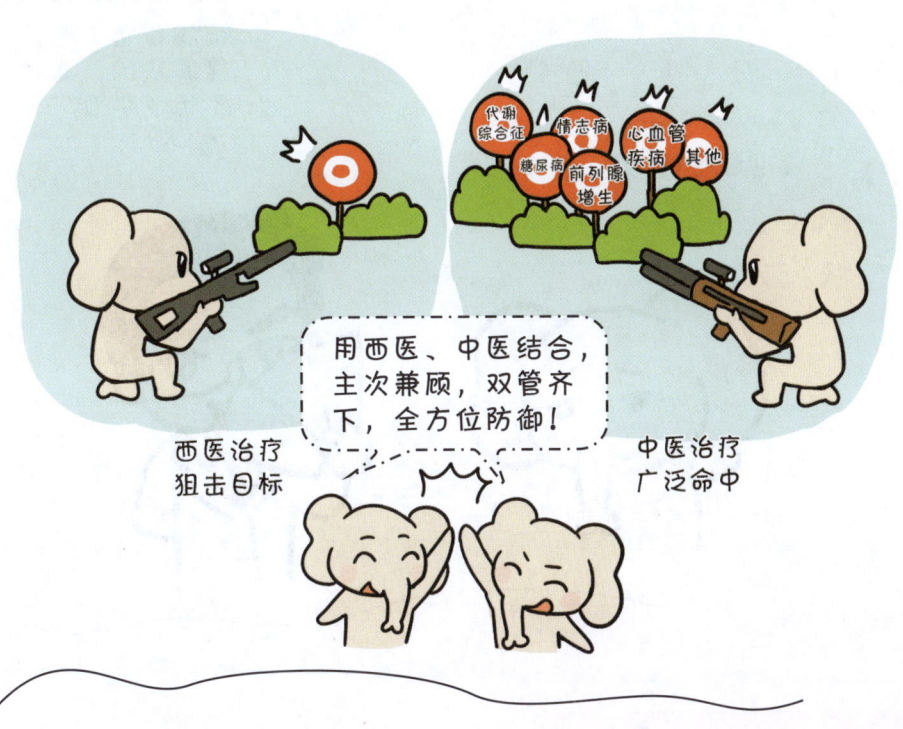

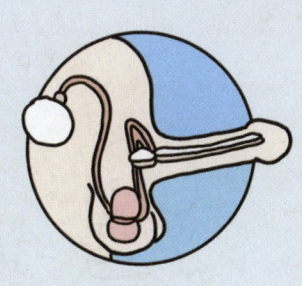

安装假体

吃药无效,而需要有满意的性生活,可用此方法。

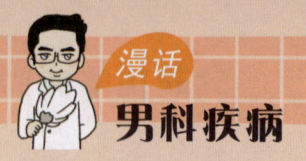

漫话 男科疾病

要不要吃药呢?吃什么药呢?

药物首选,吃药能解决的,我就不用"牛刀"了。

医生说这药丸(5型磷酸二酯酶抑制剂)副作用很小,我放心了,心情好,更有信心了。

中药作用广泛,全身调理,既能增加疗效,又能减少复发。

不再迷信保健品!

勃起功能障碍

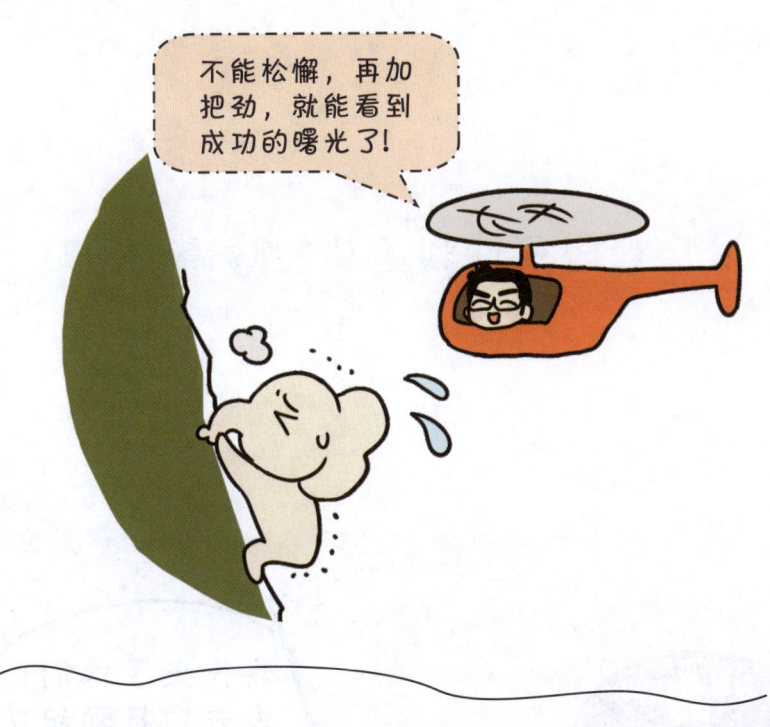

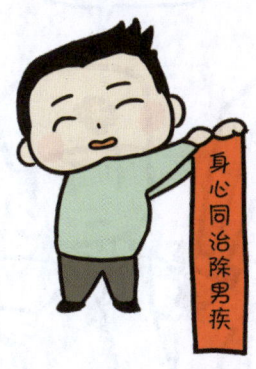
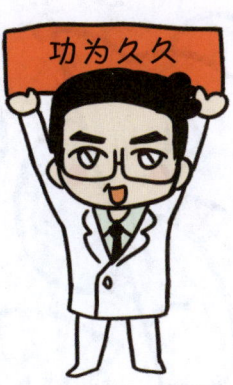
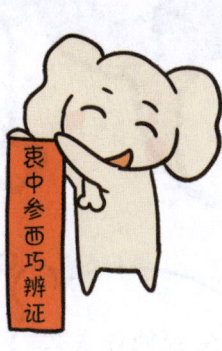

十七、循序渐进

治疗糖尿病性勃起功能障碍的策略

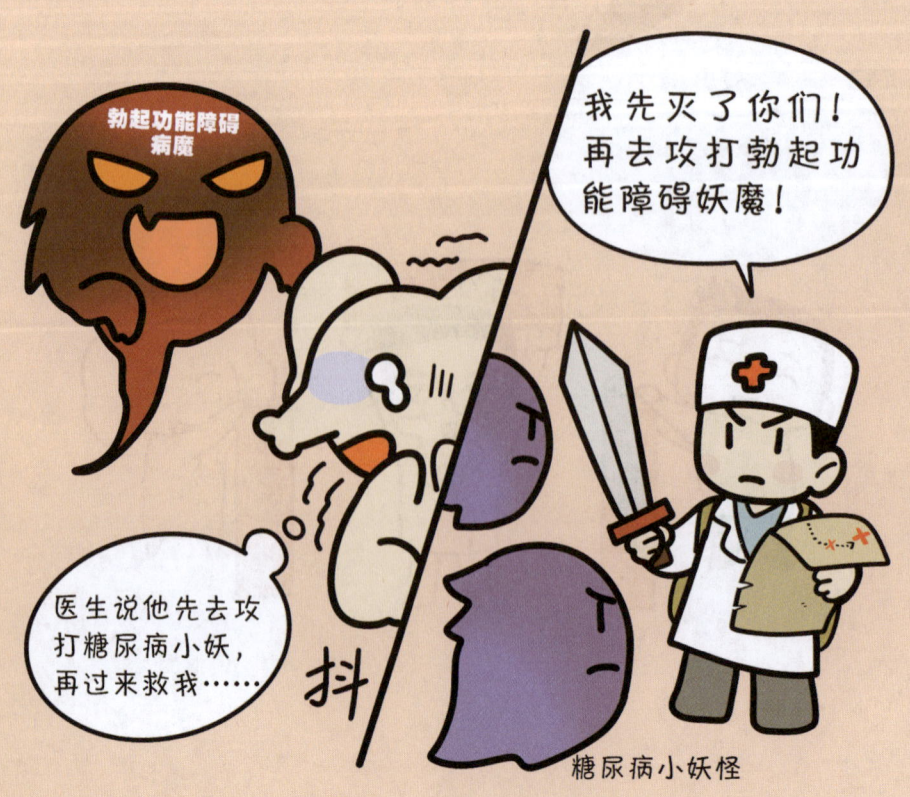

勃起功能障碍

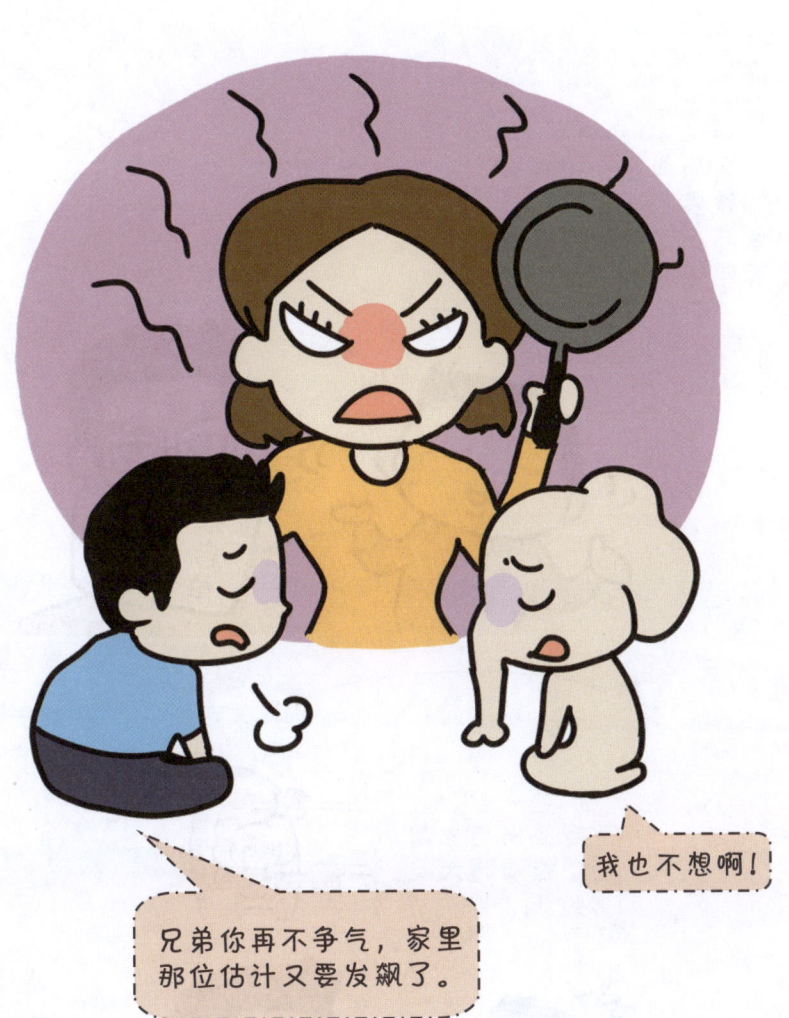

我也不想啊！

兄弟你再不争气，家里那位估计又要发飙了。

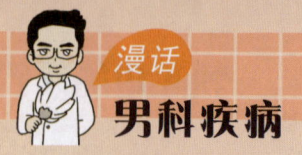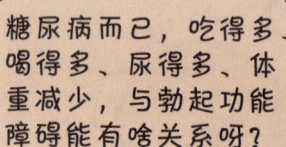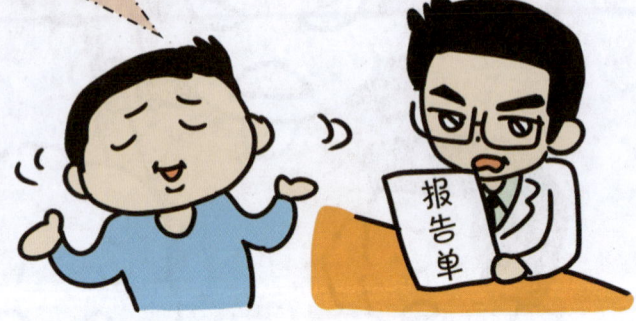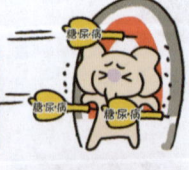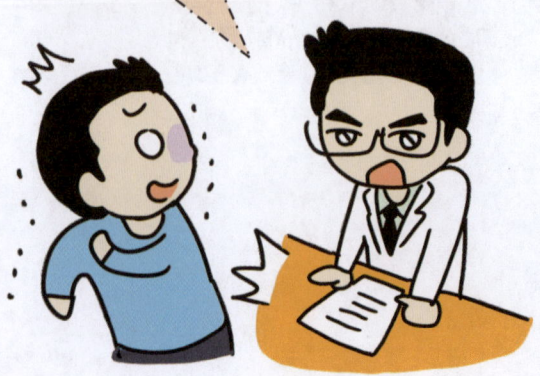

勃起功能障碍

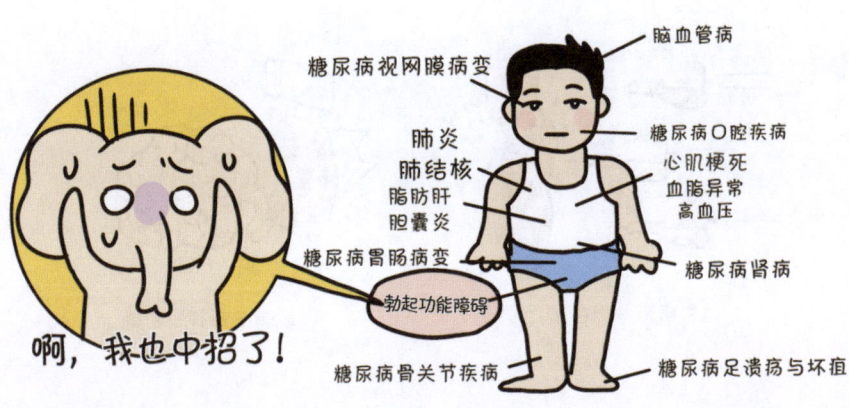

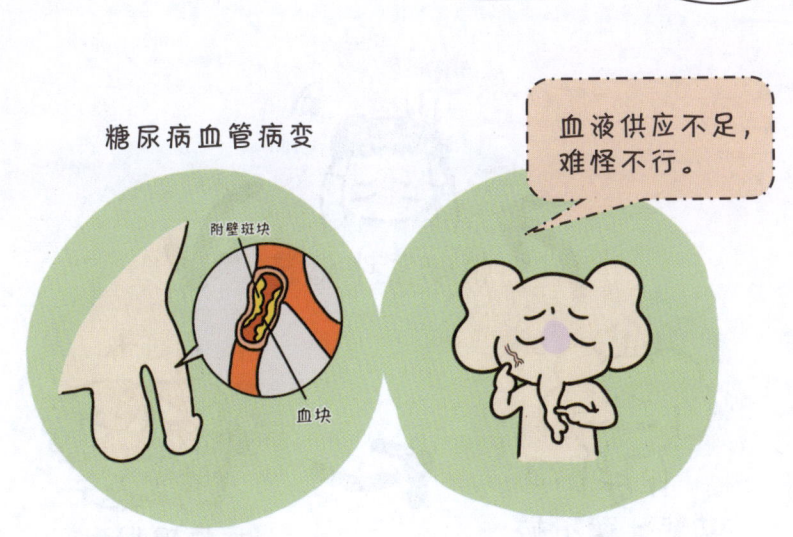

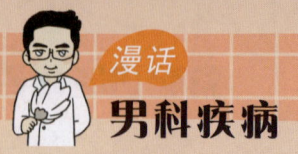

漫话 **男科疾病**

糖尿病的影响还没完……

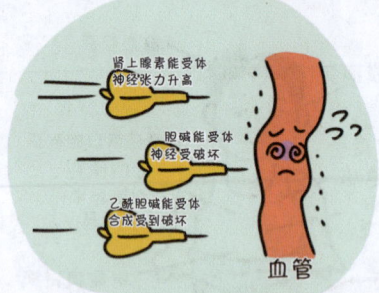

糖尿病影响周围神经

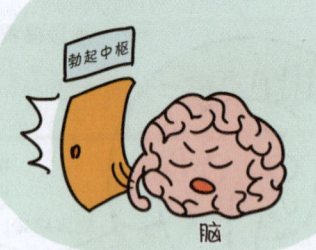

影响中枢神经功能

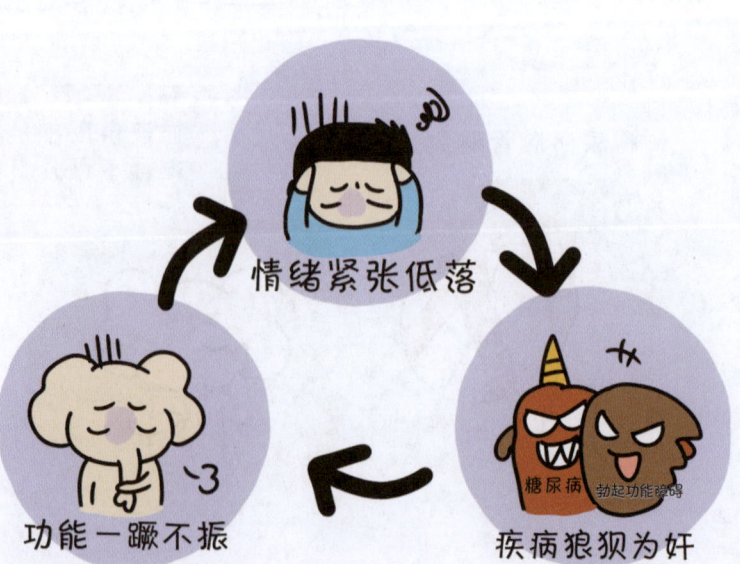

勃起功能障碍

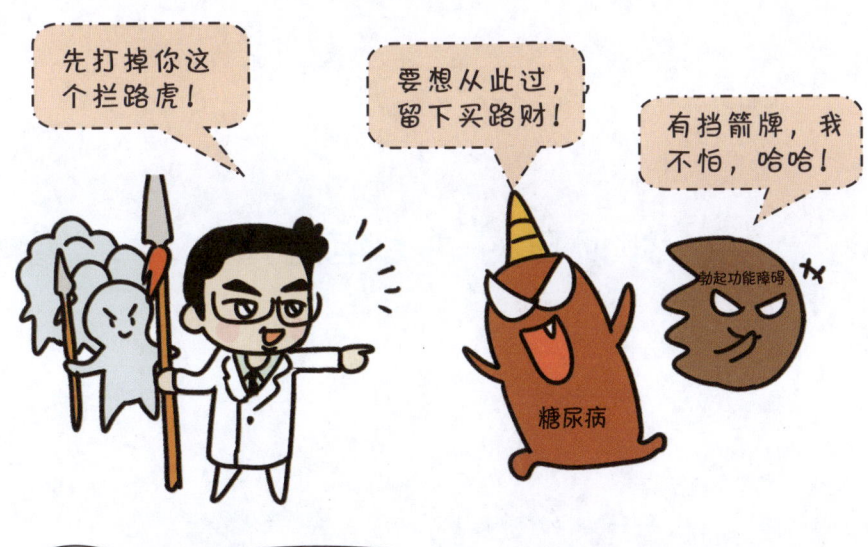

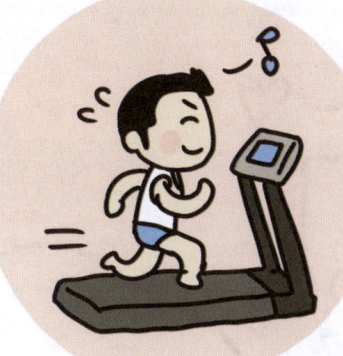
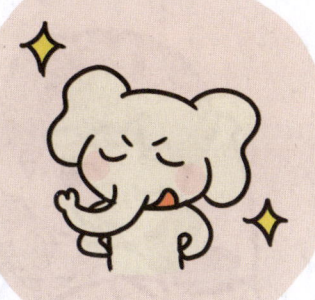

合理饮食，增加运动，提高胰腺功能，营造良好内环境，为男性性功能保驾护航。

十八、爱情保鲜

如何应对"七年之痒"?

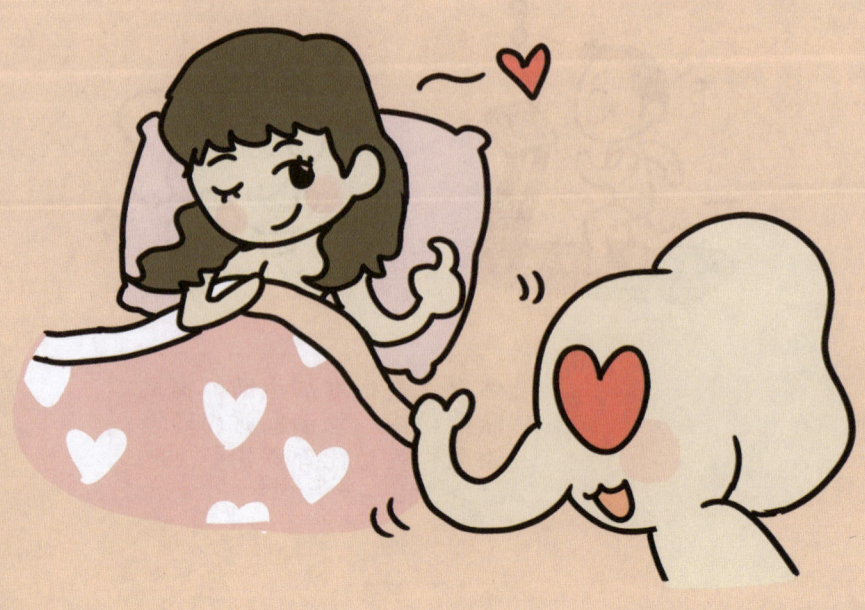

勃起功能障碍

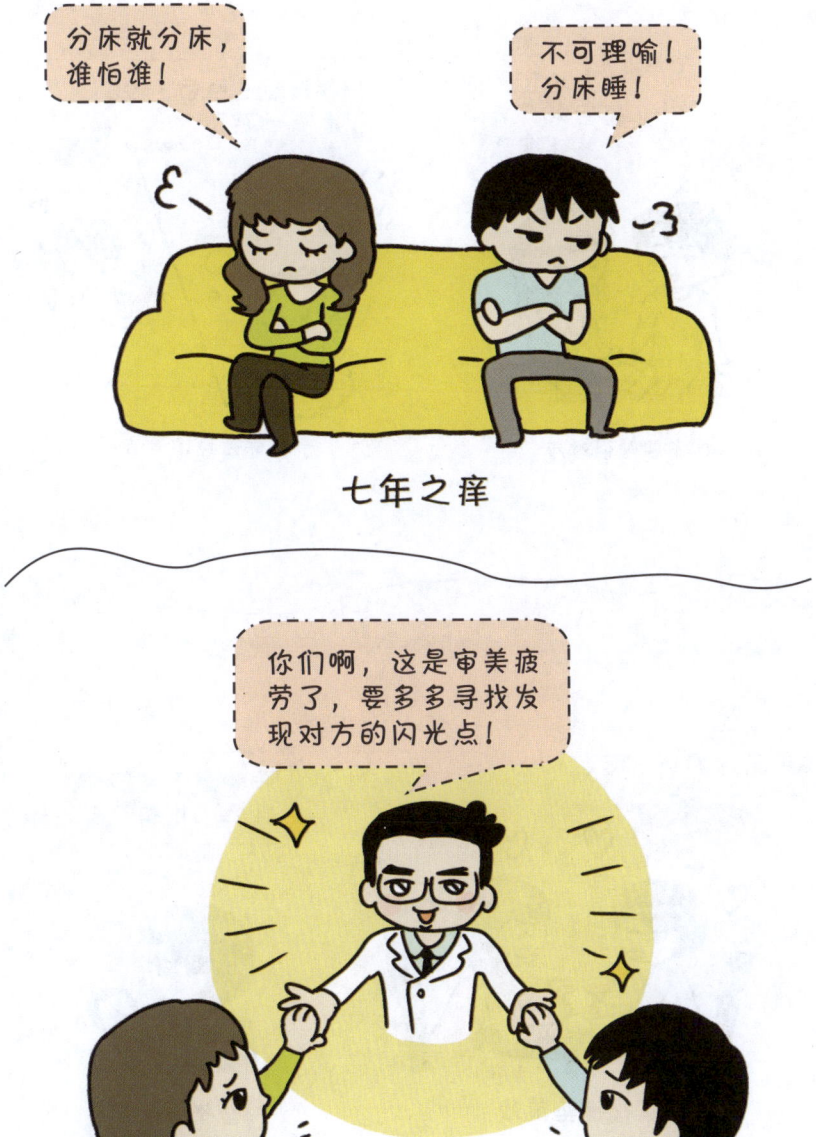

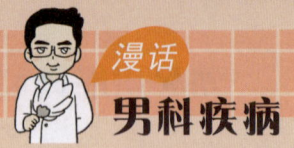

漫话 **男科疾病**

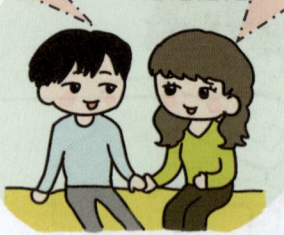

不要勉强对方

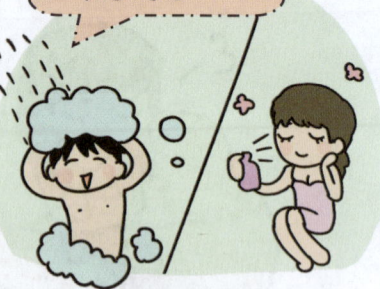

保持身体清洁

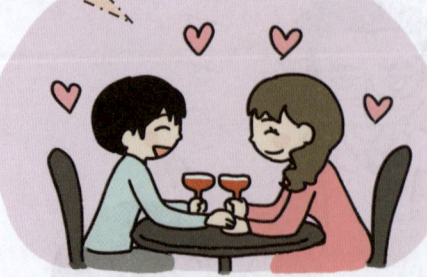

重视铺垫前戏

全情专心投入

勃起功能障碍

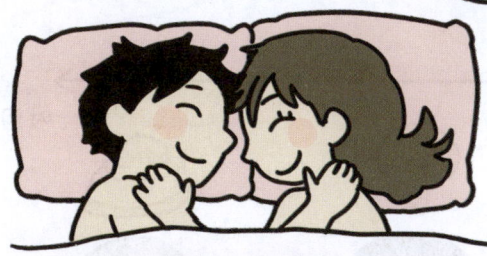

主动配合及时反馈

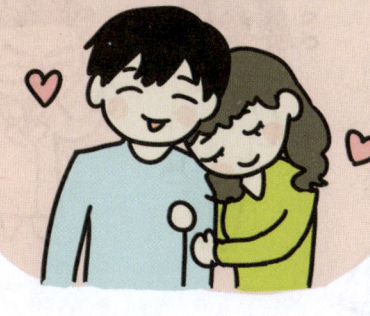
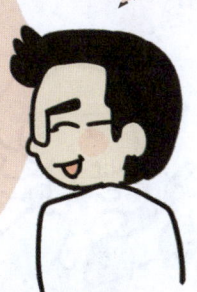

漫话 男科疾病

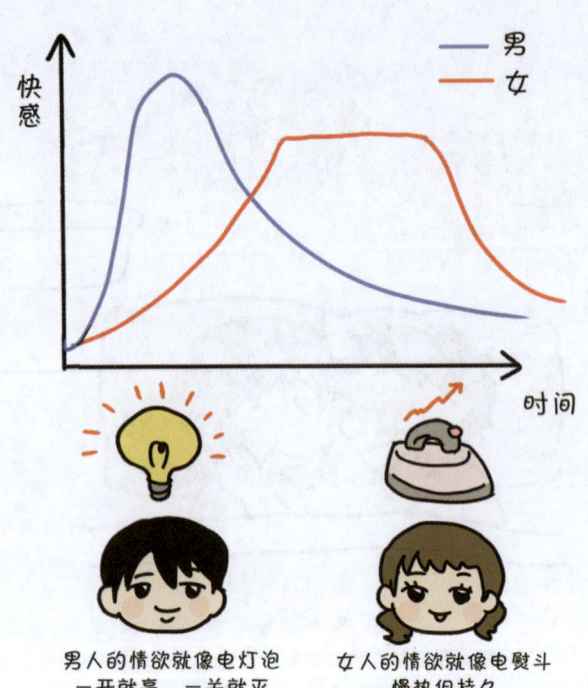

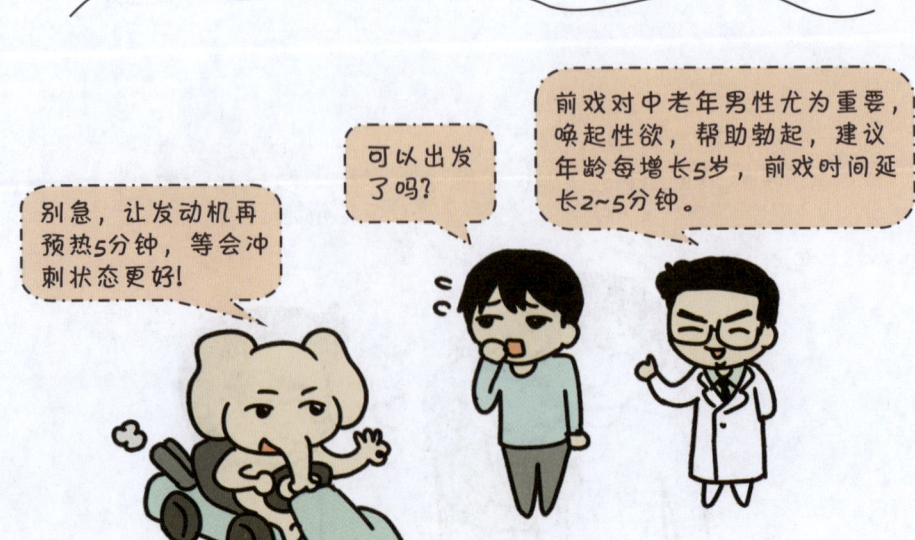

勃起功能障碍

做好前戏

香水
使人愉悦

视觉刺激

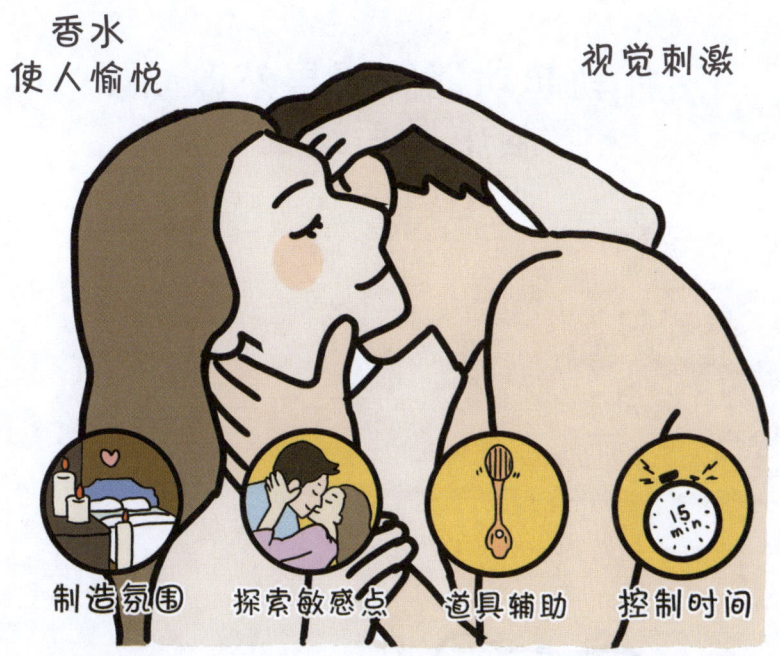

制造氛围　探索敏感点　道具辅助　控制时间

十九、一箭双雕

治疗勃起功能障碍居然改善了脑中风后遗症

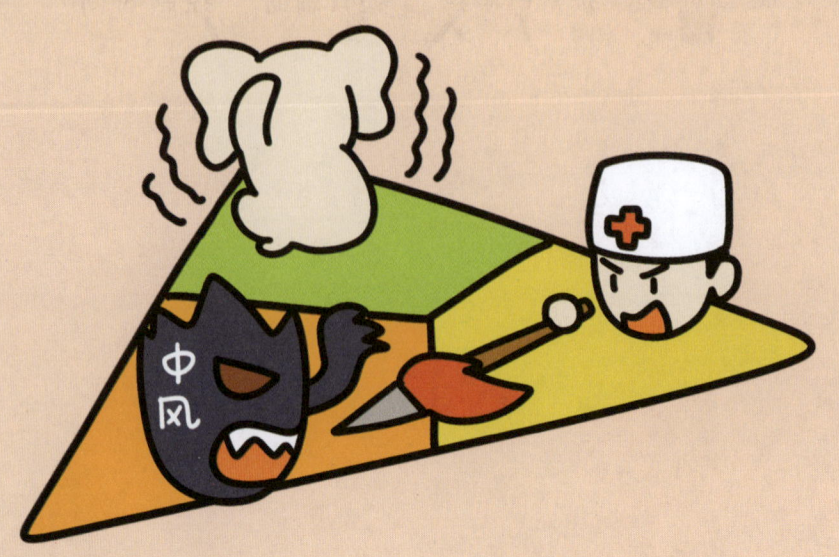

勃起功能障碍

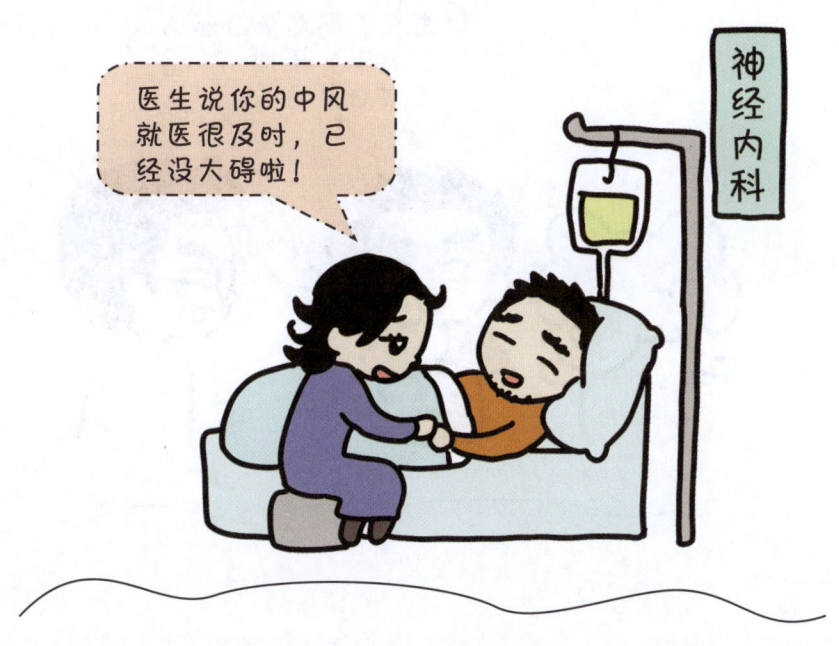

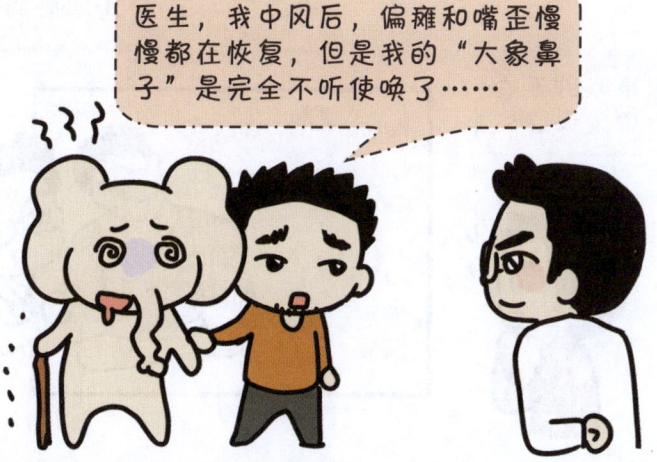

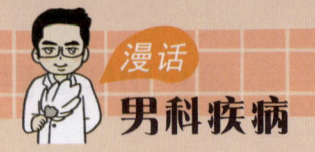

勃起功能障碍

症状特点相似

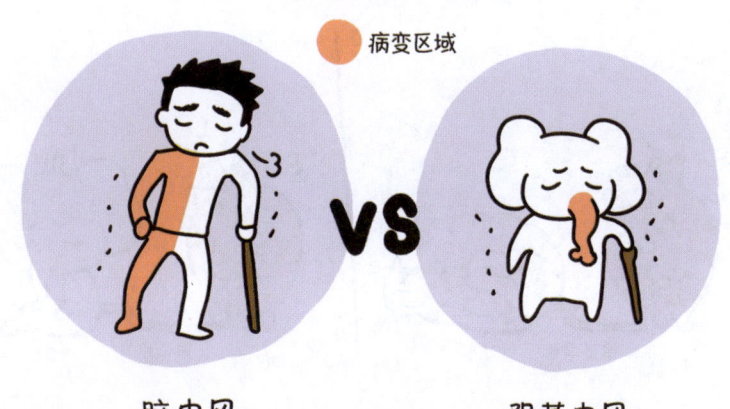

脑中风　vs　阴茎中风

中医病因病机相似

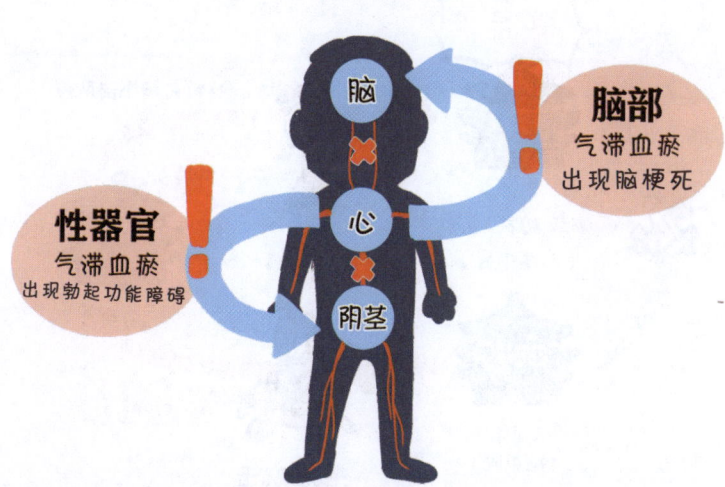

脑部　气滞血瘀　出现脑梗死

性器官　气滞血瘀　出现勃起功能障碍

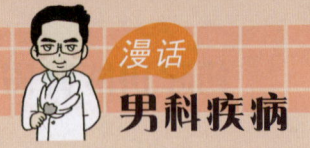

现代医学病理生理相似

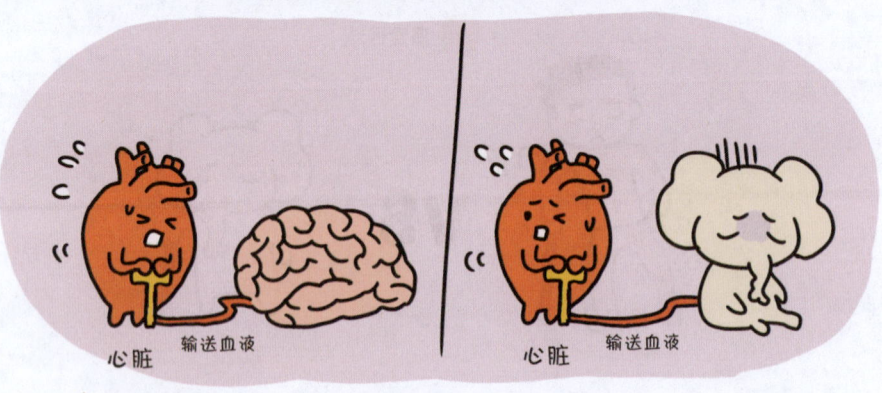

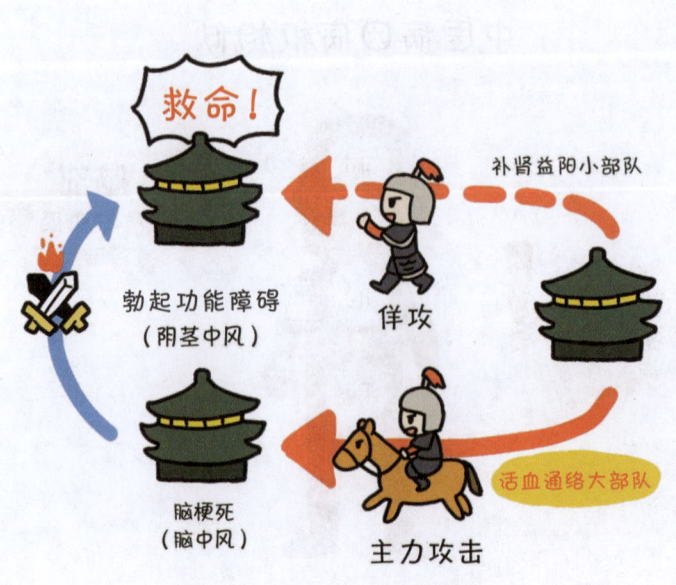

勃起功能障碍

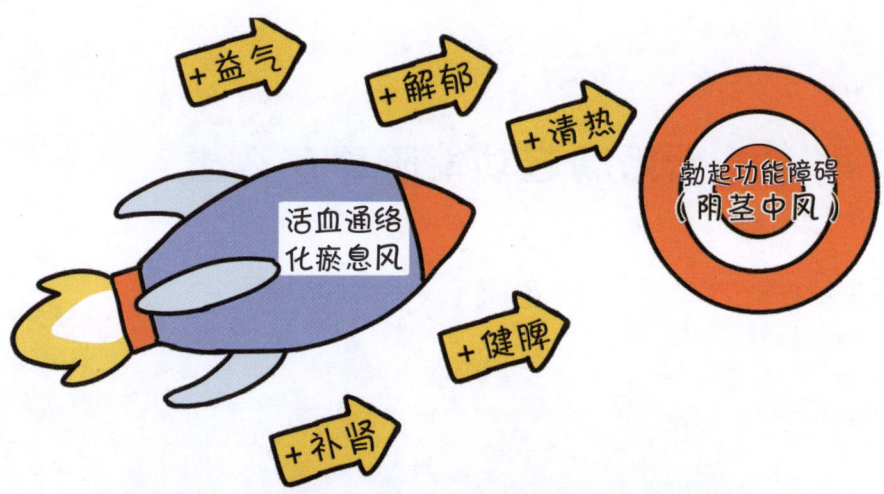

根据具体情况制订方案,摒除对阳痿的治疗**只补肾不活血**的弊端

二十、初出茅庐

新婚勃起功能障碍怎么破？

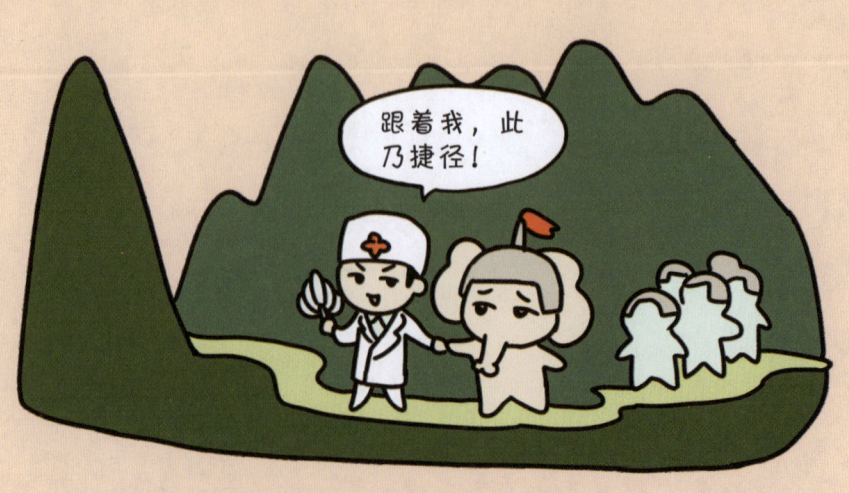

勃起功能障碍

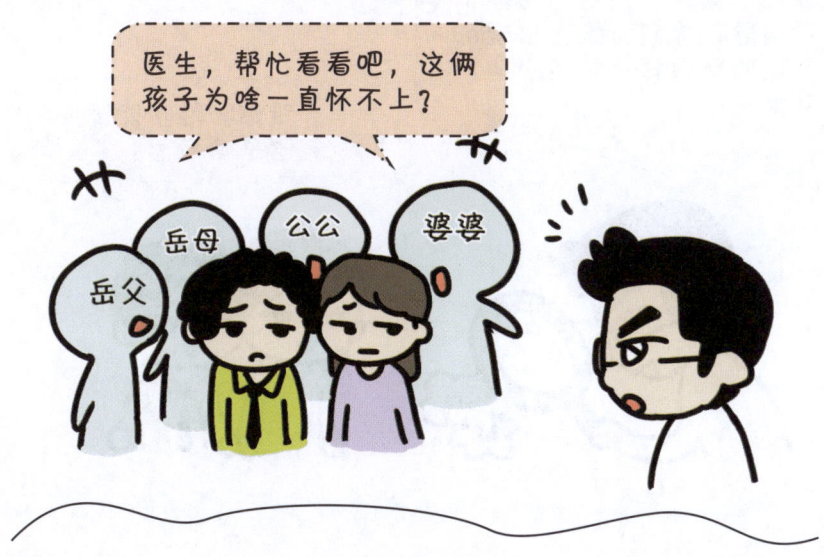

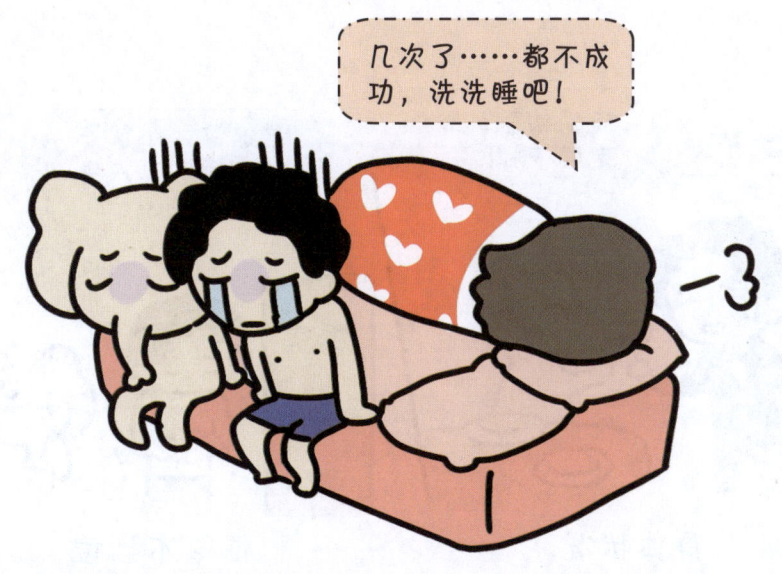

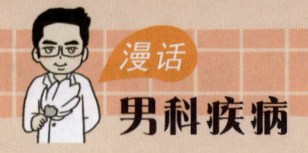
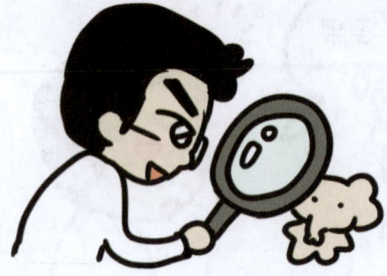
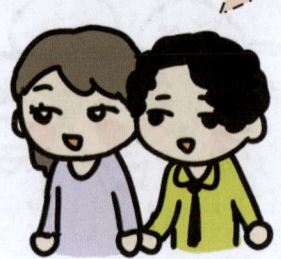
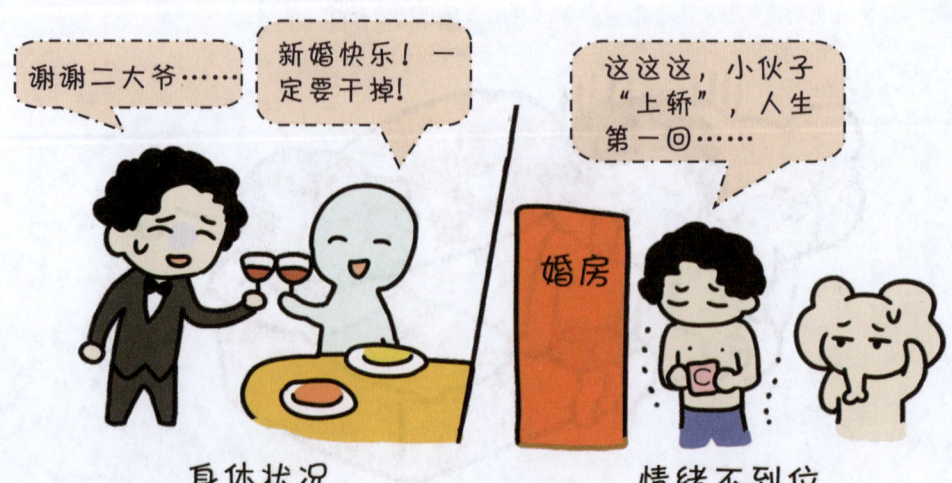

勃起功能障碍

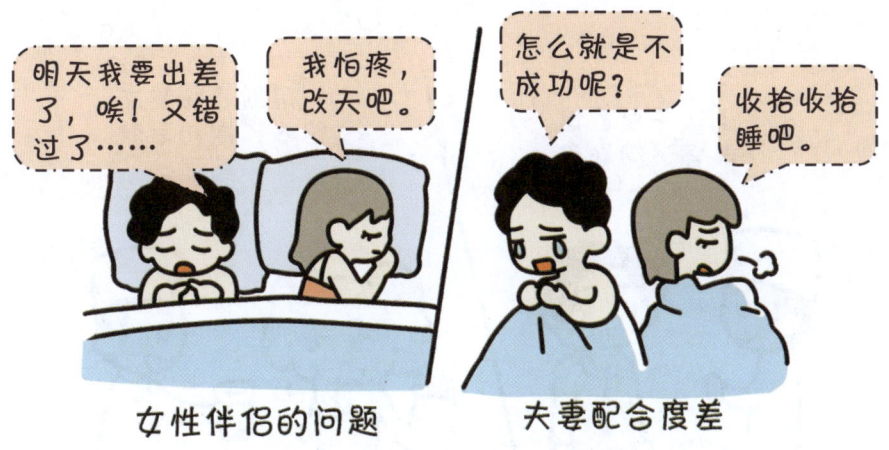

女性伴侣的问题　　　夫妻配合度差

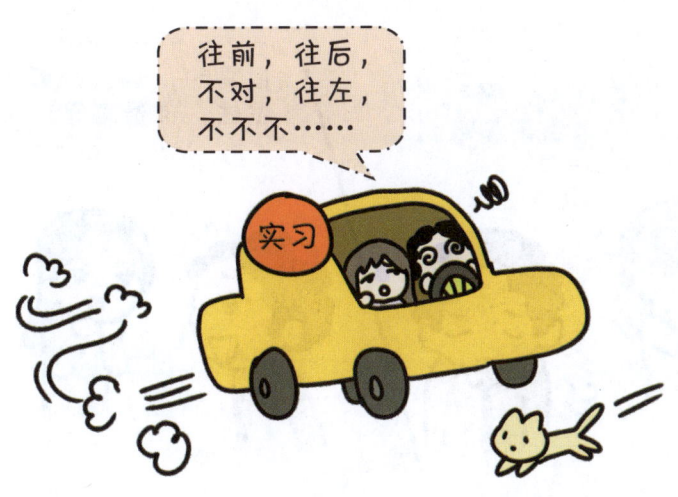

漫话男科疾病

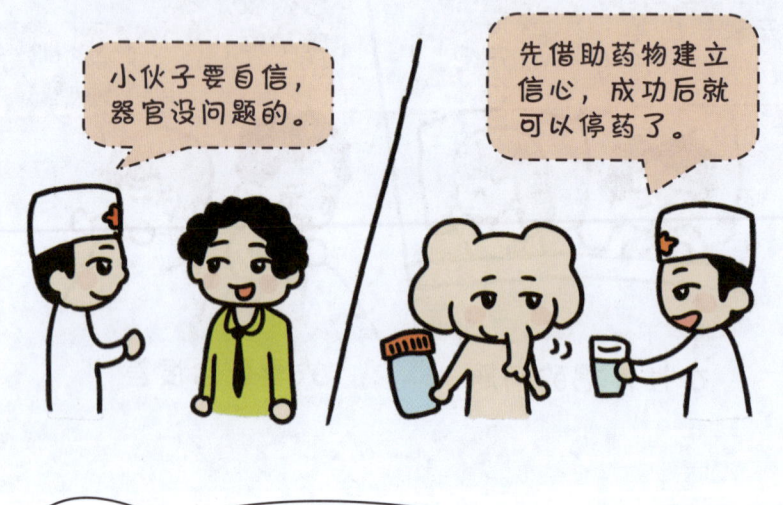

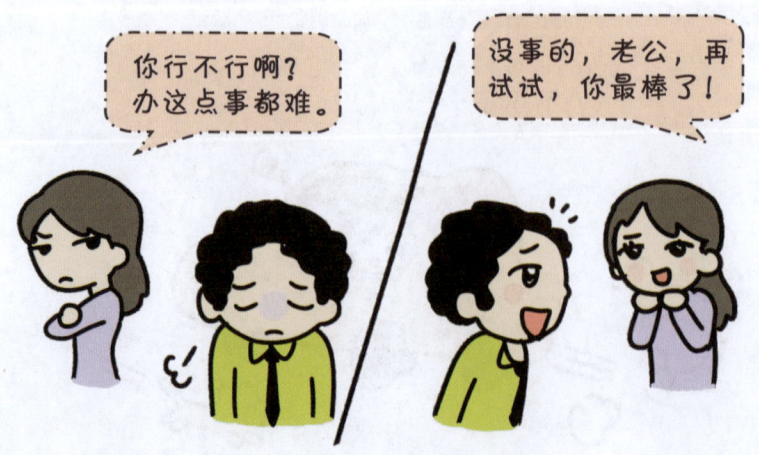

勃起功能障碍

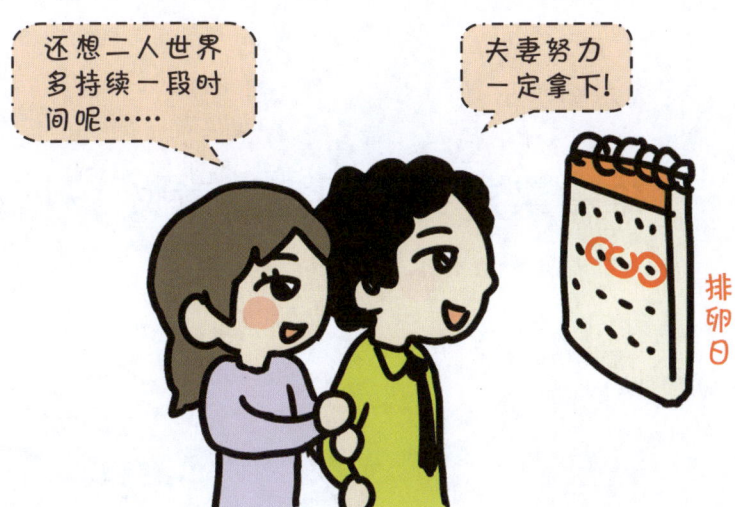

二十一、坐镇中枢

雄激素对男人的重要意义

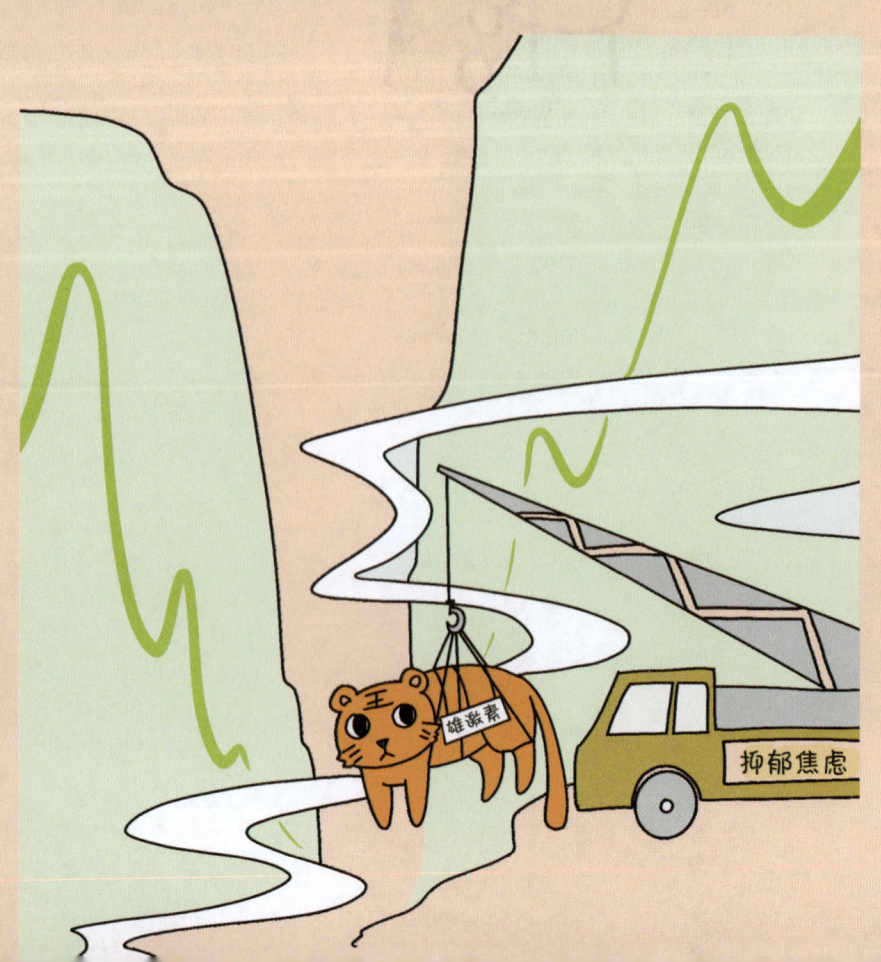

勃起功能障碍

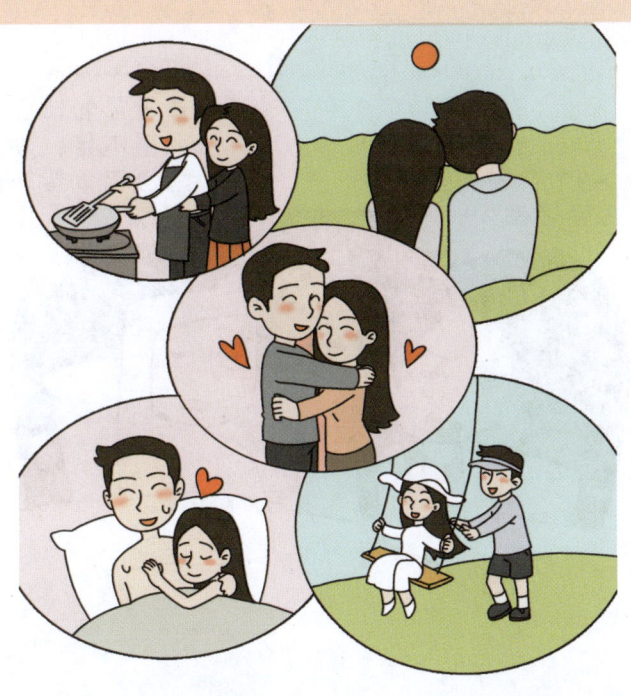

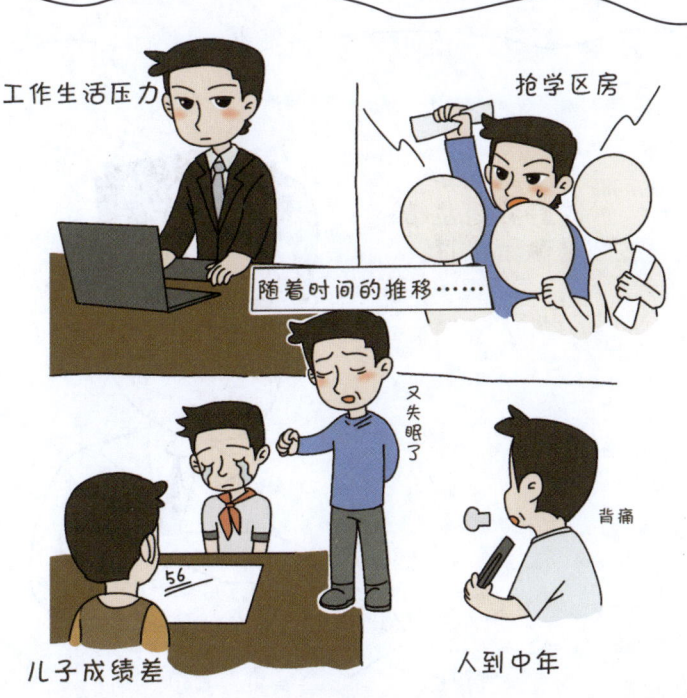

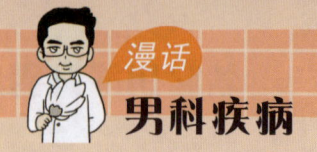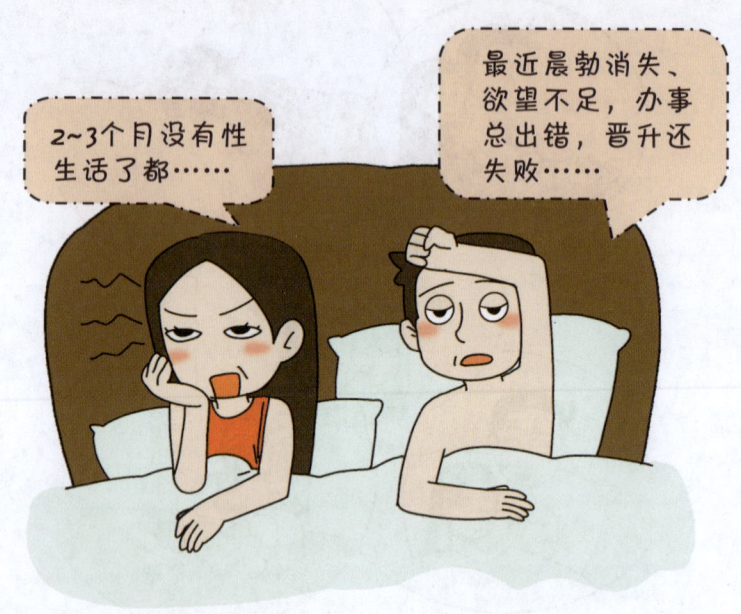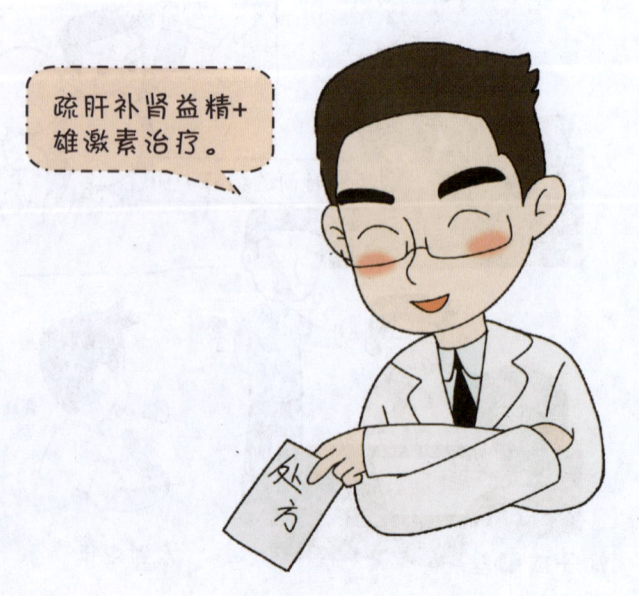

勃起功能障碍

身体长期处在压力应激状态下，会使体内的肾上腺皮质激素分泌旺盛。

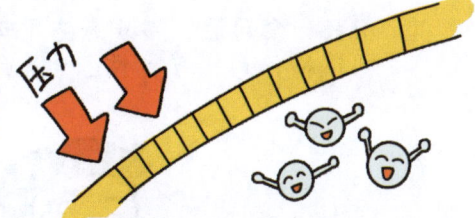

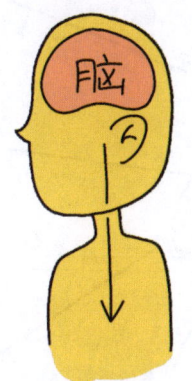

这种现象会给"最高司令"——下丘脑传递负反馈信息，从而抑制垂体的其他分泌功能，继而造成雄激素减少和缺乏。

没有了足够的雄激素，男人就会缺乏男性特征，表现出优柔寡断、多愁善感、肌肉流失、体力不支、性欲下降、晨勃减少等。

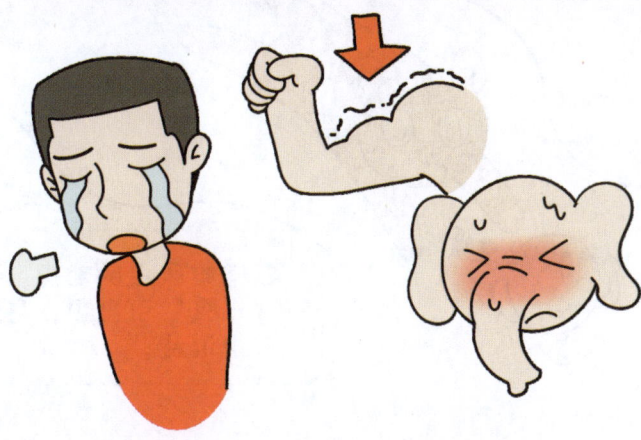

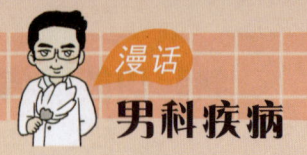

用药一个月后,发现各方面明显好转,每天特别精神,有拼劲,性欲也来了。

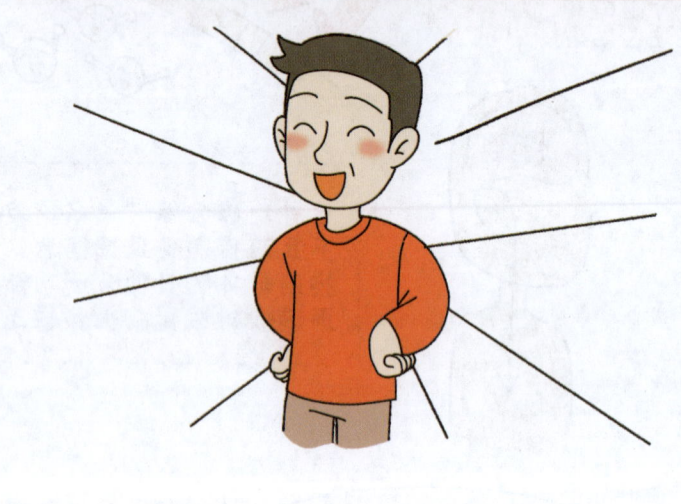

雄激素

抑郁失眠

来呀~

镇守雄风山的老虎,被"小鬼"引出山,导致山中混乱。

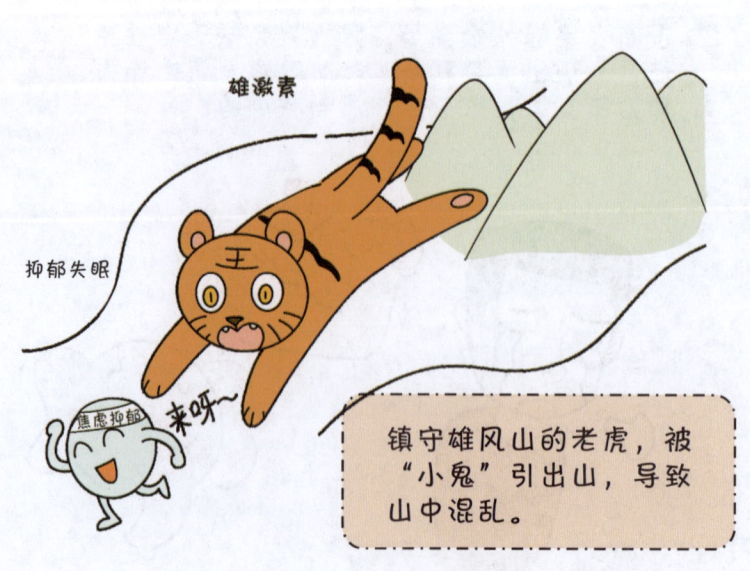

勃起功能障碍

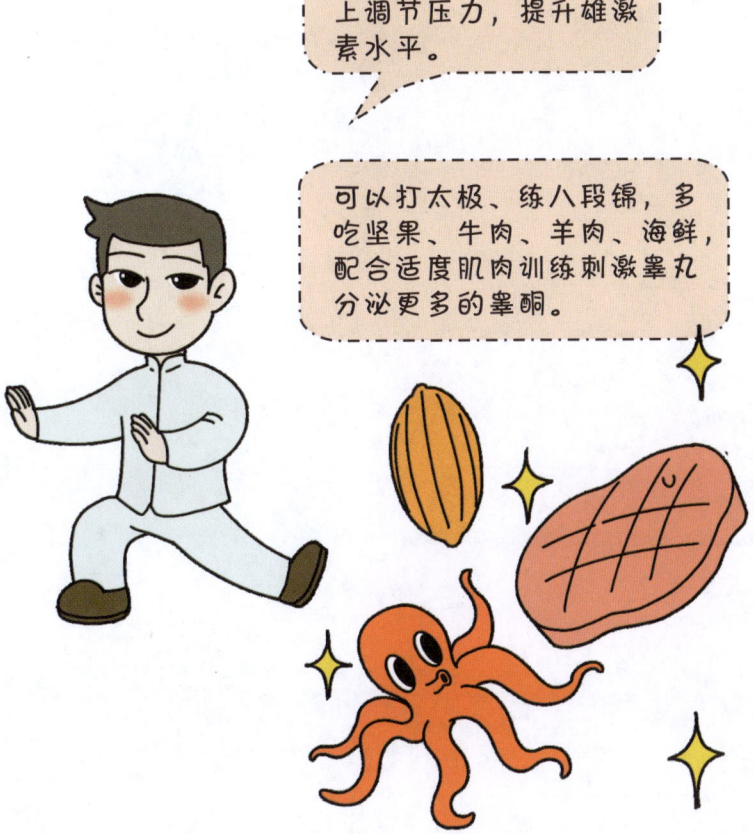

早泄

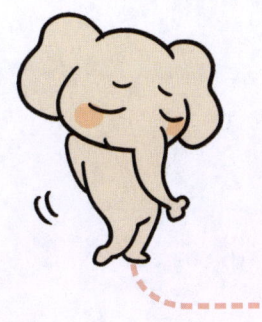

二十二、欲擒故纵

早泄的行为疗法

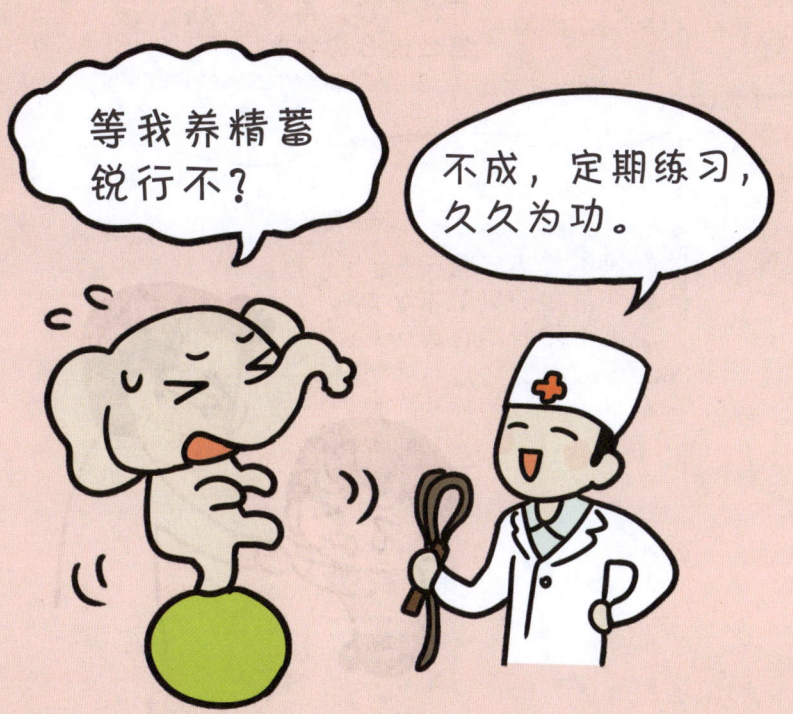

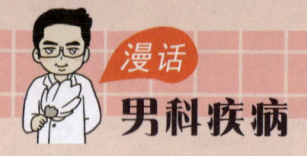

漫话
男科疾病

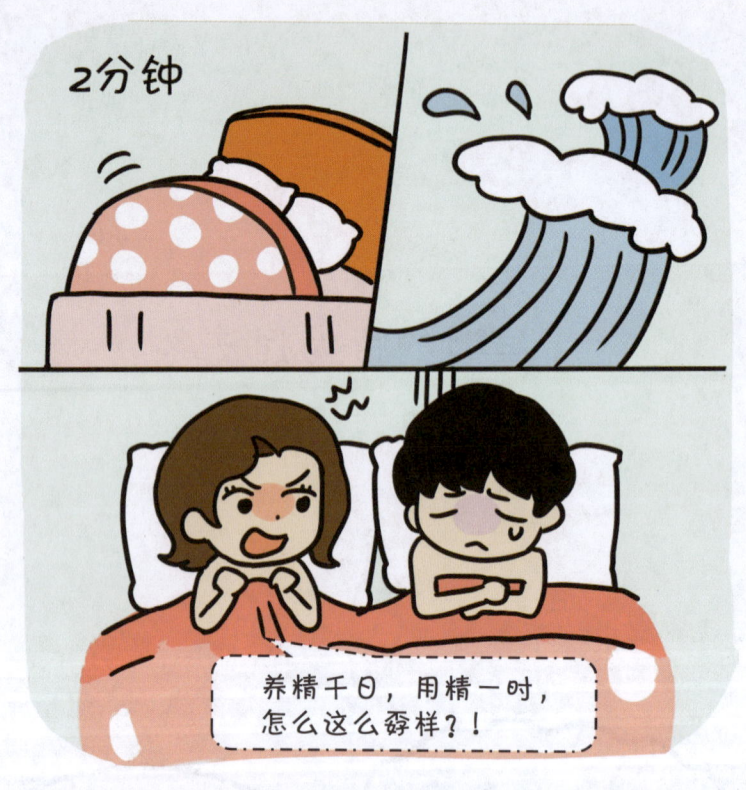

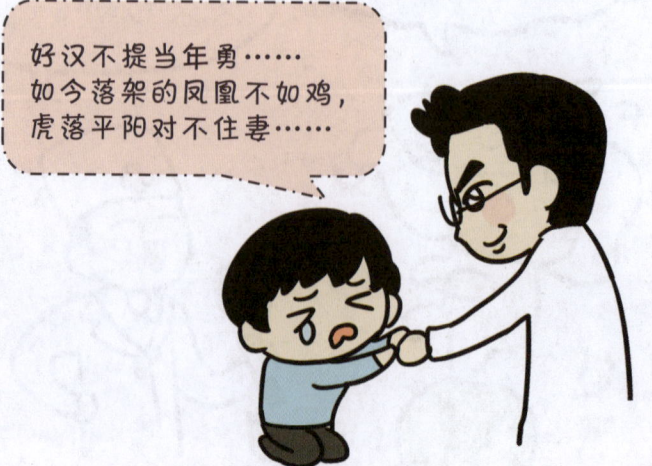

早泄

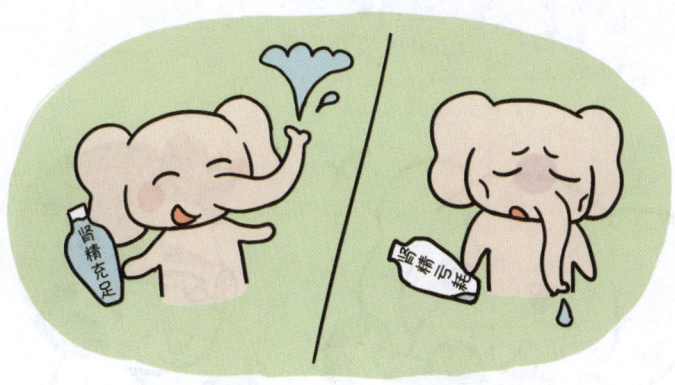

正向刺激循环,用进废退

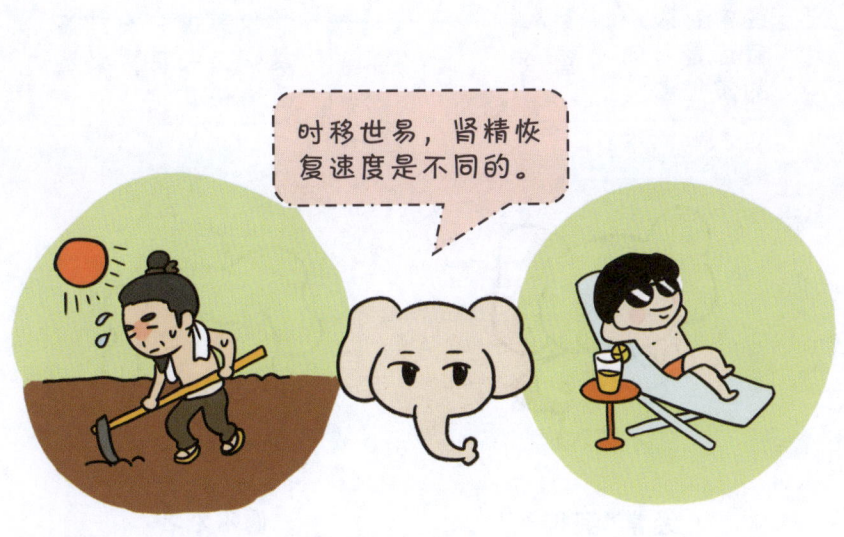

时移世易,肾精恢复速度是不同的。

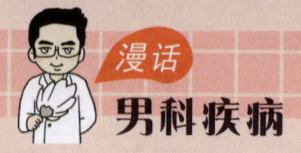

漫话 男科疾病

早泄

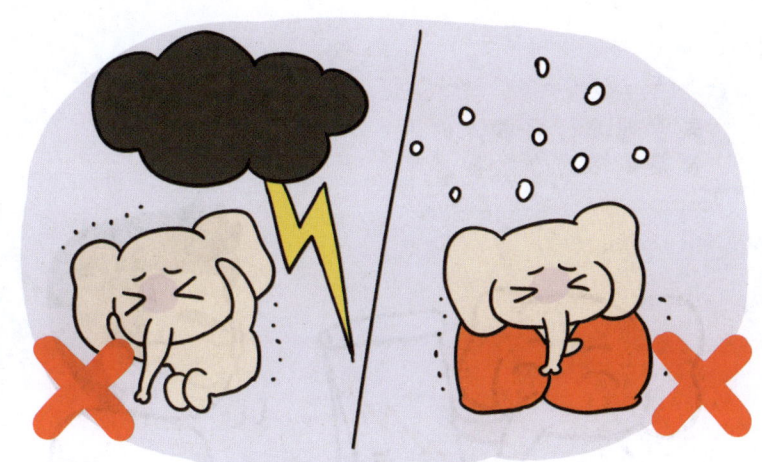

由于天气原因
表现不好

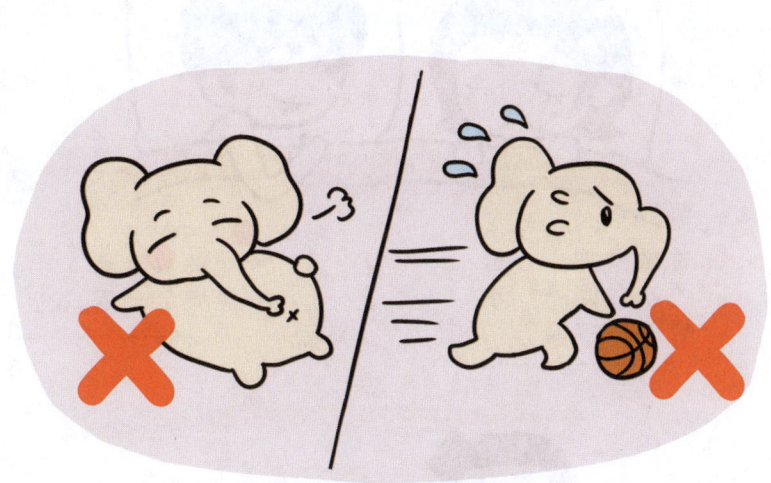

由于运动等原因
表现不好

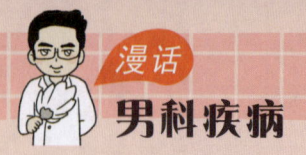

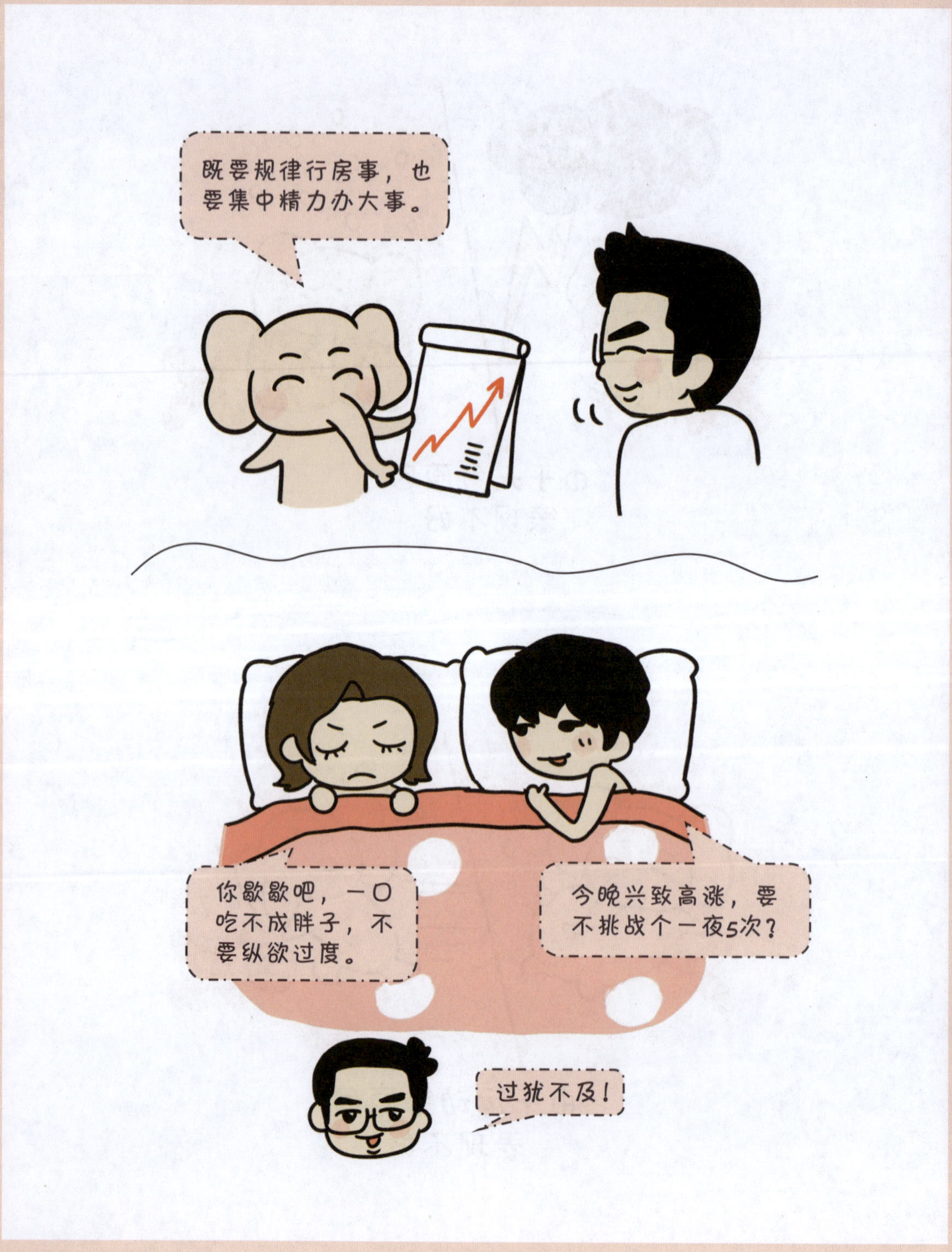

二十三、巧借东风

抗抑郁药可以治疗早泄吗？

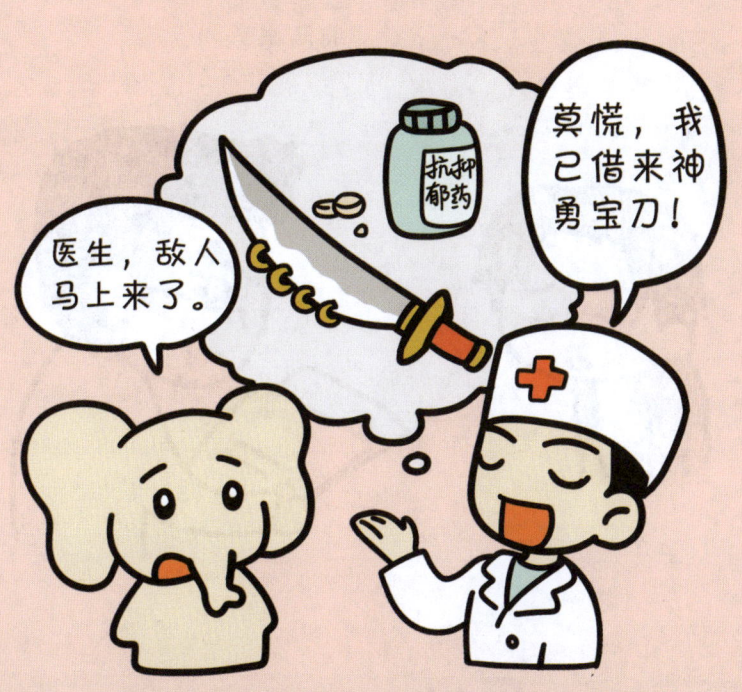

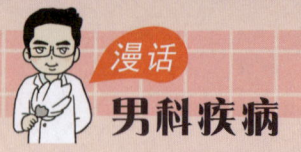

漫话 男科疾病

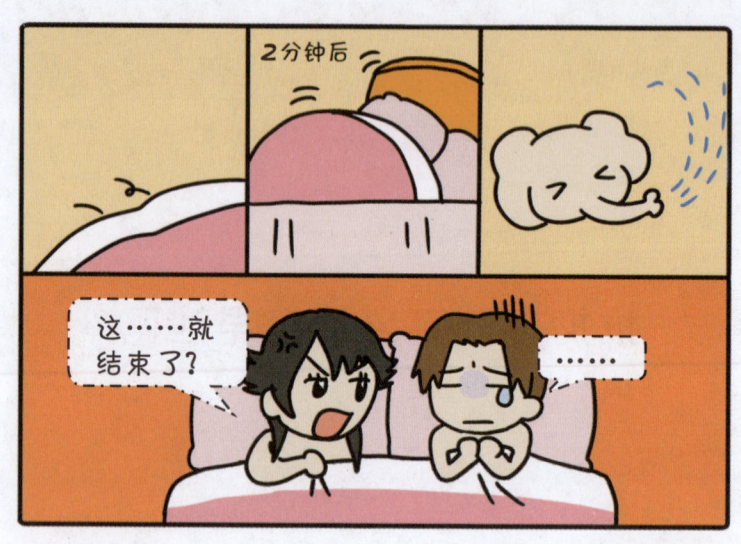

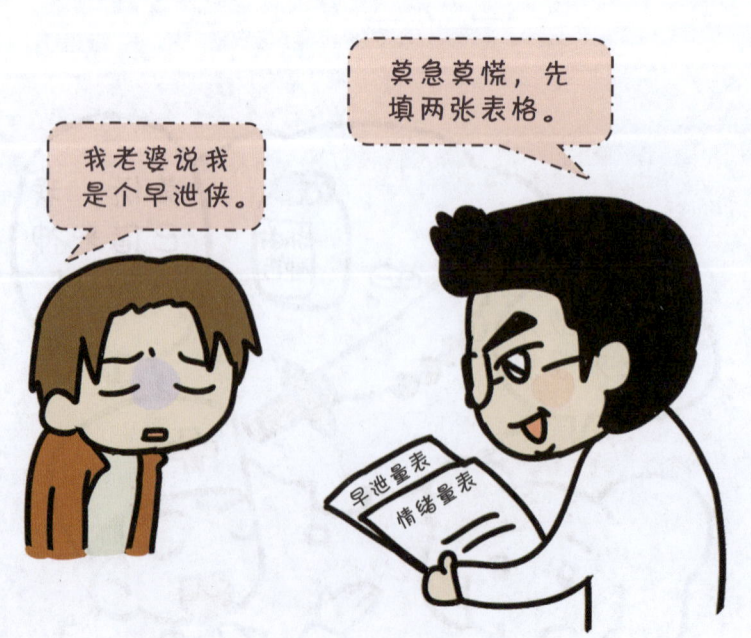

早泄

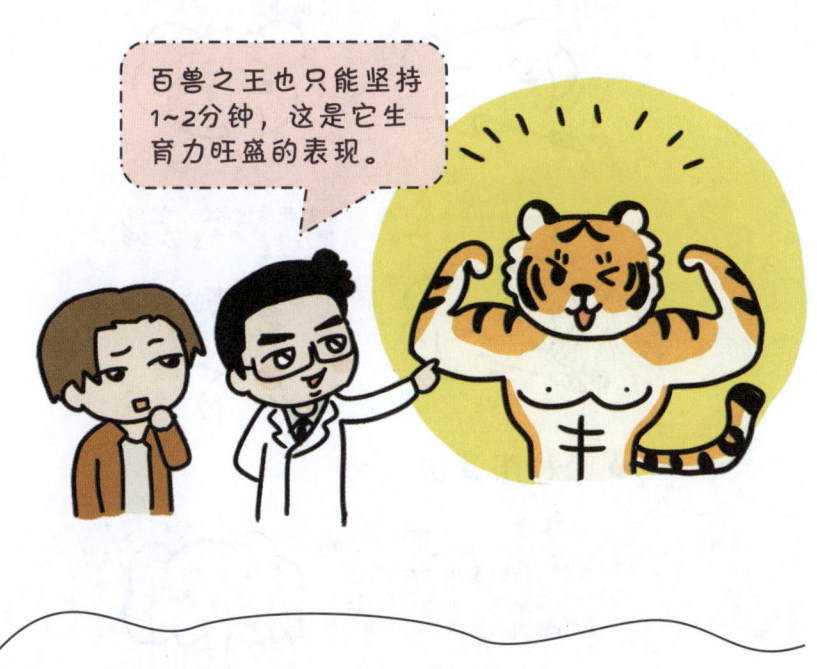

治疗早泄的方案

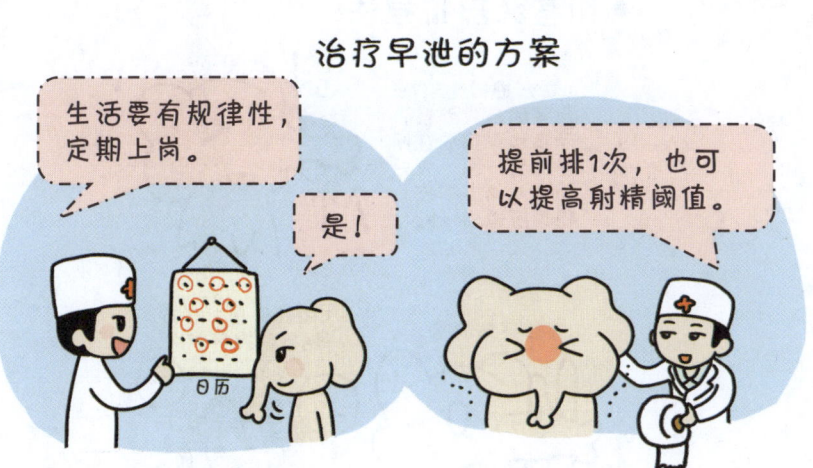

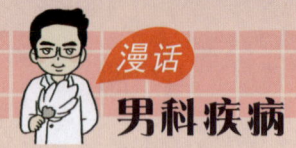

漫话 男科疾病

● 动停技巧

1.刺激阴茎至快要射精的程度。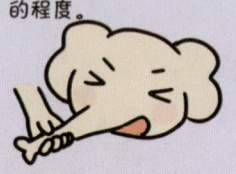

2.停止刺激，直到兴奋高潮减退。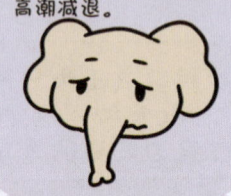

3.再次刺激阴茎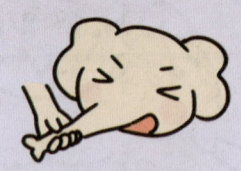

4.如此反复多次，直到男方能忍受大量的刺激而又不射精。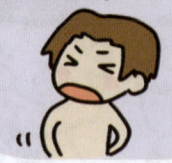

● 牵拉阴囊法

向下牵拉阴囊和睾丸，可**降低兴奋性**，以**延后射精**，从而起到治疗早泄的效果。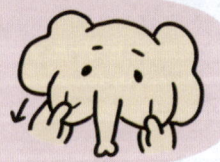

● 阴茎头部挤捏法

1.女方把拇指放在阴茎的**系带部位**，示指和中指放在阴茎的另一面，正好为**冠状沟上下方**，稳捏压迫4秒钟。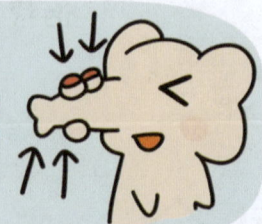

2.然后突然放松。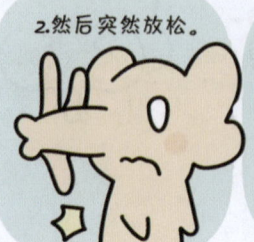

3.如此反复，女方每5分钟捏挤一次。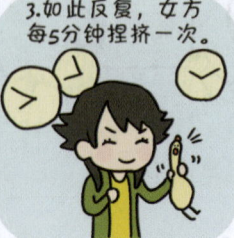

早泄

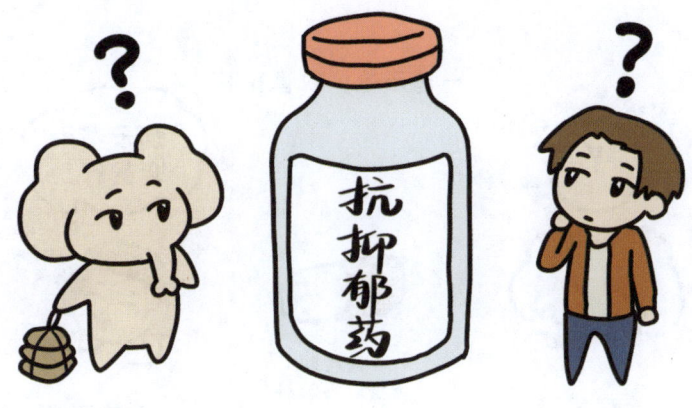

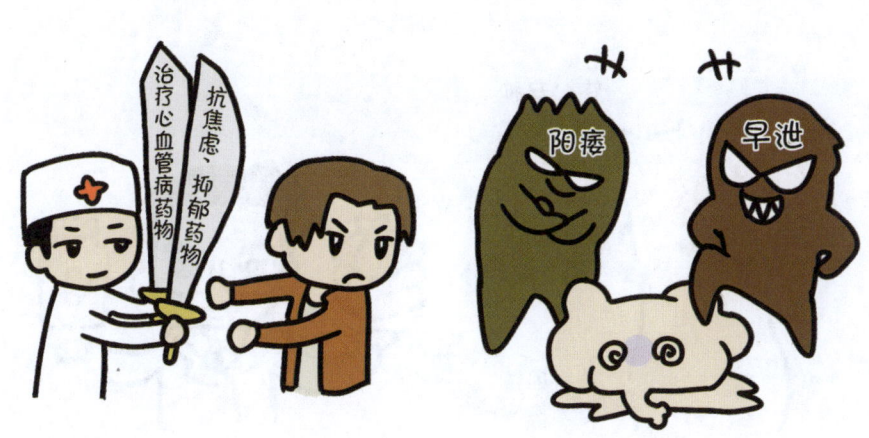

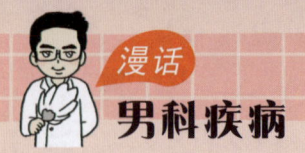

漫话男科疾病

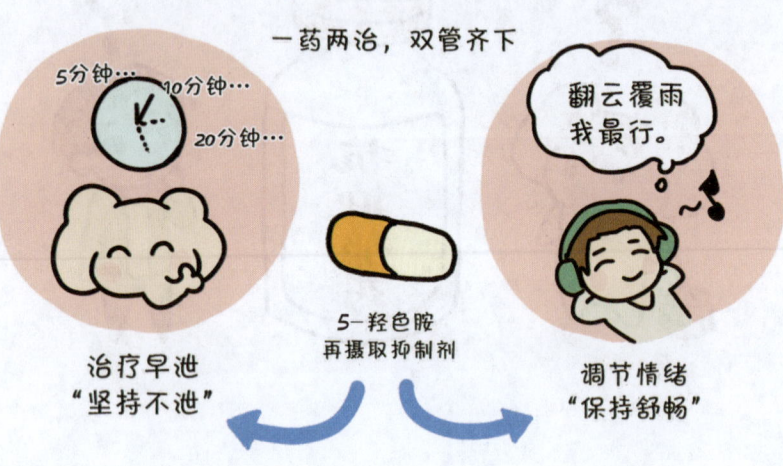

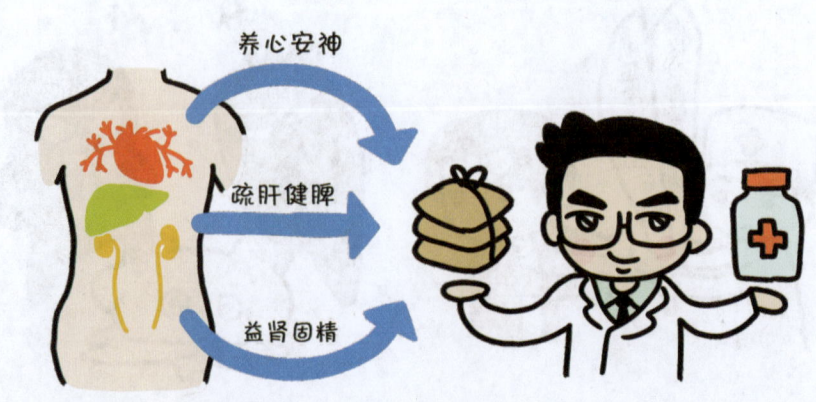

早 泄

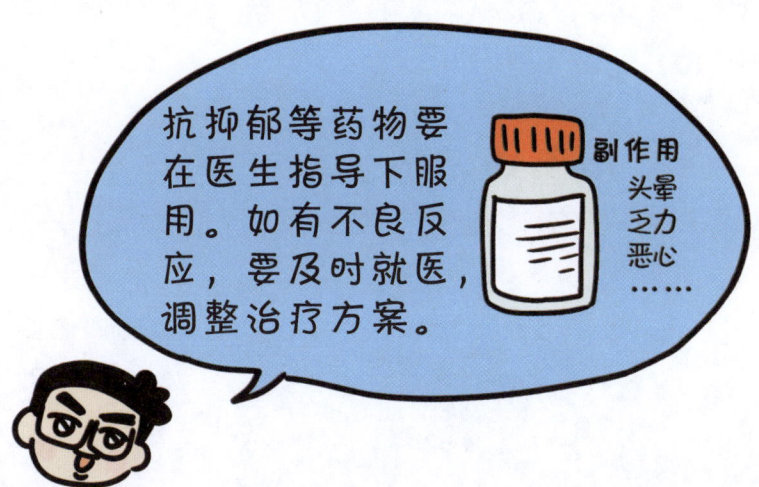

二十四、审时度势

中医对早泄的辨证施治

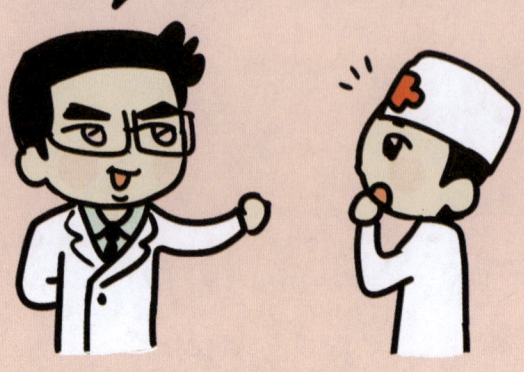

用药如用兵,急则治标宜近攻,缓则图本当远交。

早泄

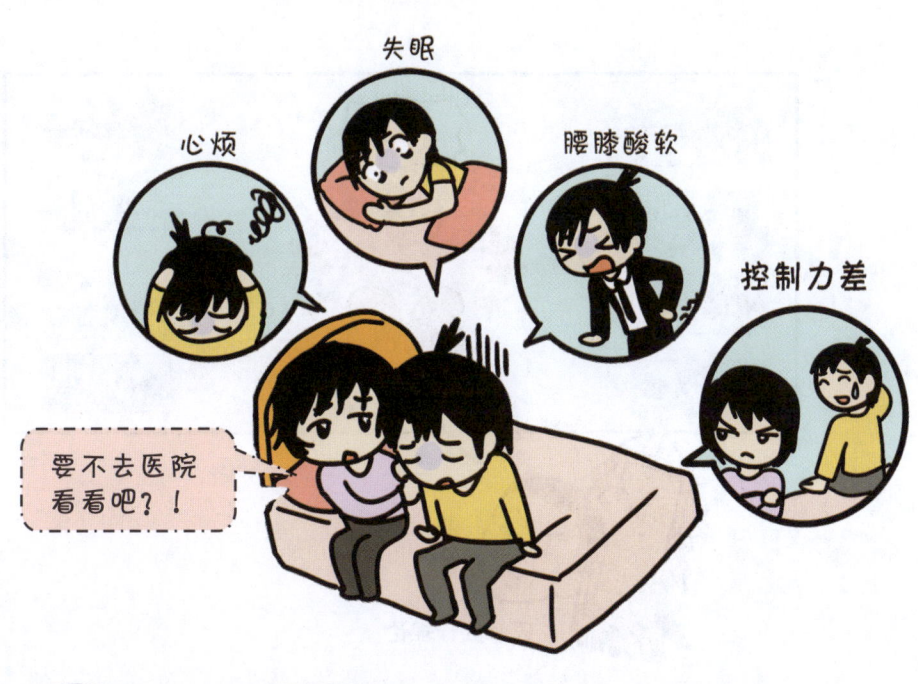

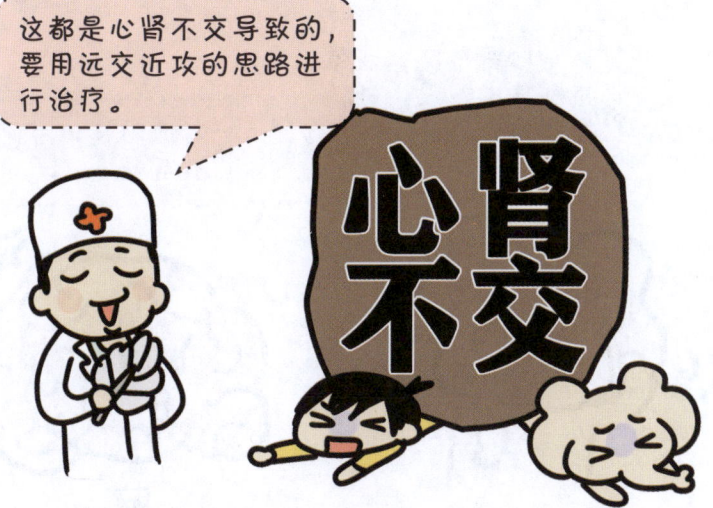

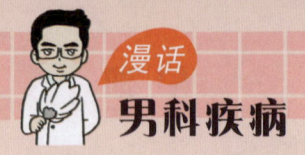

漫话 男科疾病

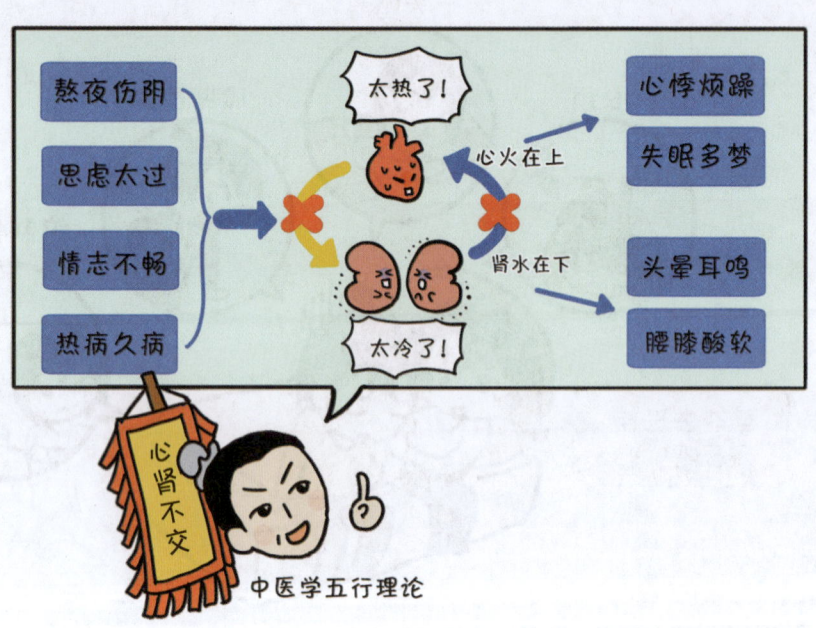

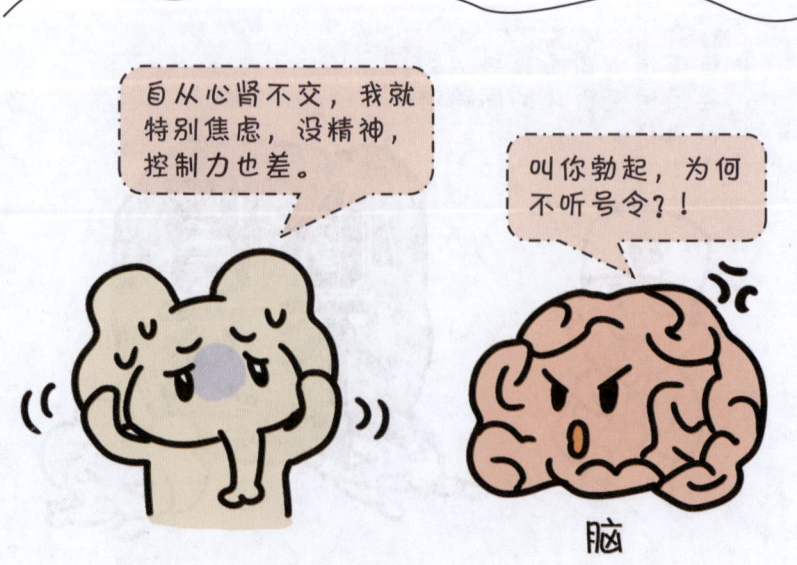

早泄

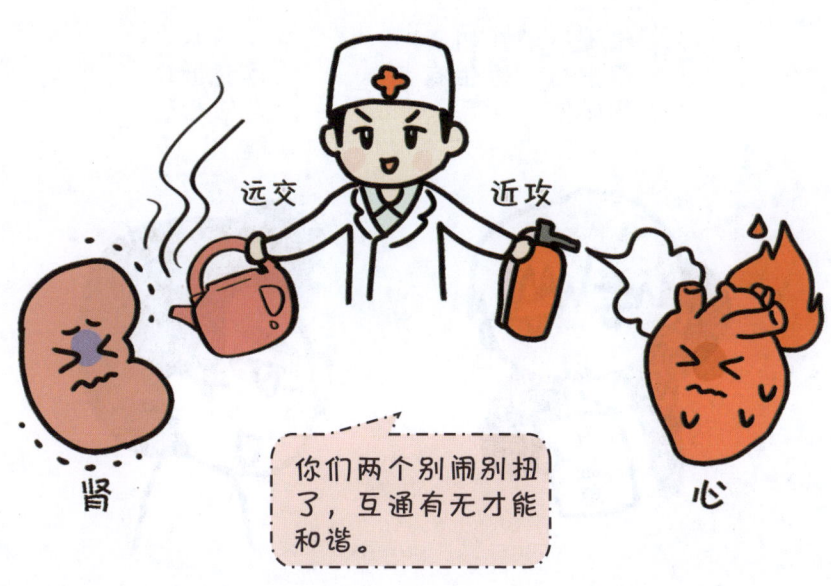

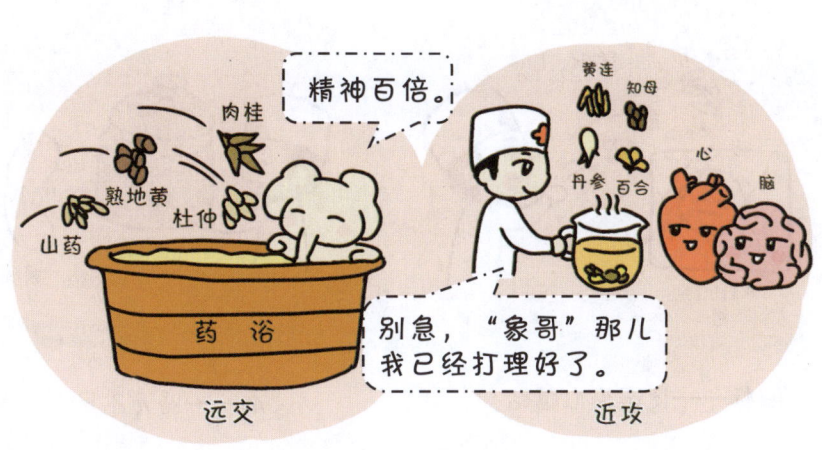

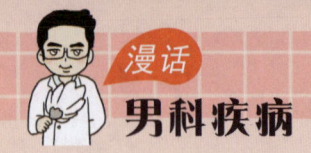

漫话男科疾病

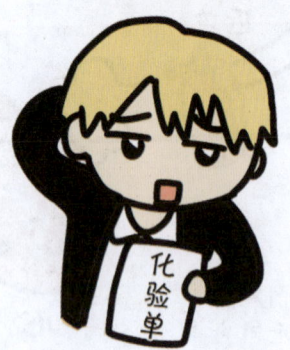
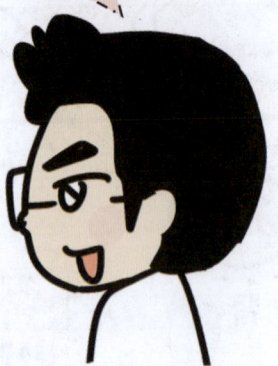
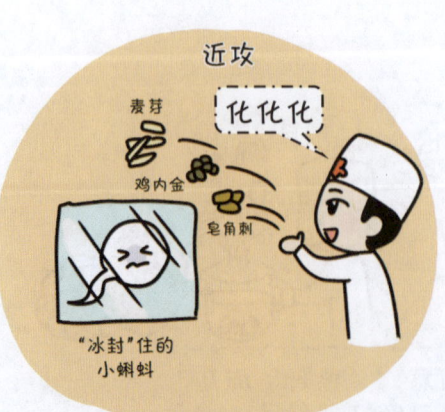
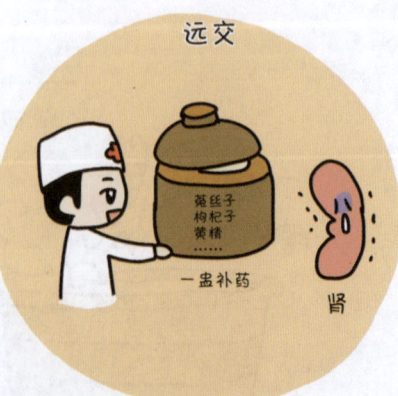

二十五、如鱼得水

如何获得"完美"的性生活?

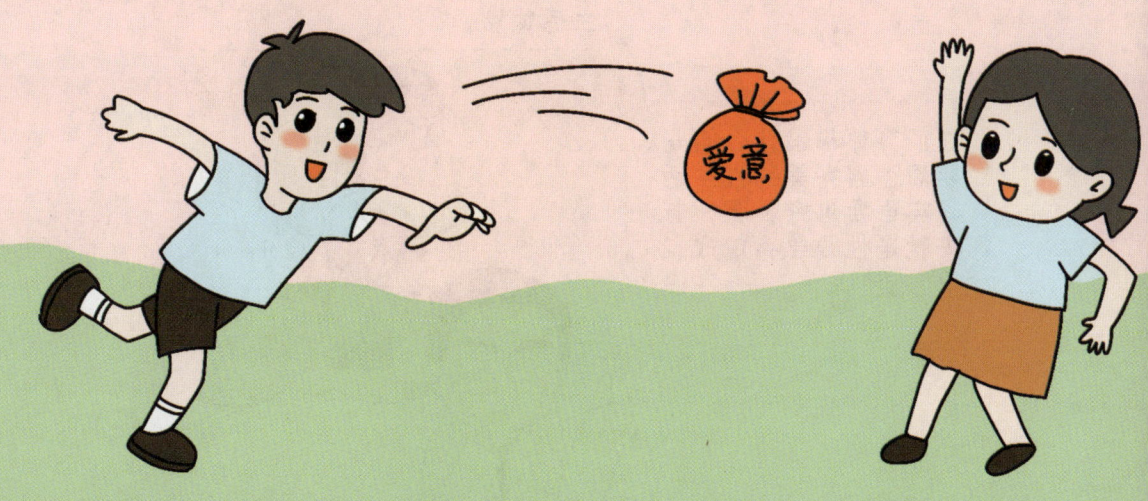

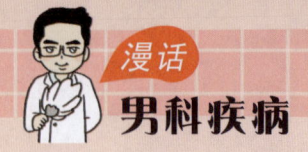

漫话 **男科疾病**

托方跟爱人婚后性生活一直不是很和谐，爱人抱怨说每次都草草收场，还没进入角色就结束了。托方说已经很努力了。

已经很努力了。

体贴的前戏能够带来更美好的性生活体验。

你们身体都没什么问题。要想得到完美的性生活，其实也要讲究步骤，首先就是性爱要有前戏。

医生

早泄

男人在性爱方面总是充满激情，释放欲望强烈，像点灯一样瞬间发光；女人则像电熨斗，虽然有一个升温过程，但恒温持久，不容易冷却。

身体长期处在压力应激状态下，会使体内的肾上腺皮质激素分泌旺盛。

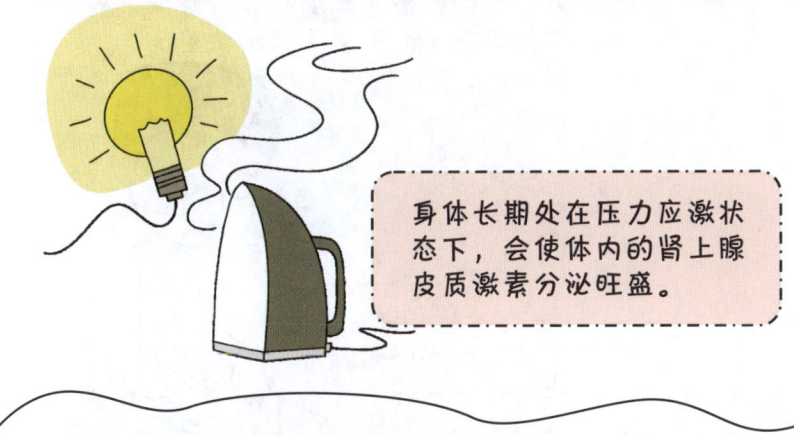

前戏是为双方获得高潮的铺垫，增加情趣。由于男性的性高潮大部分以射精为表现，射精只有3~10秒钟。射精过后性高潮也随即结束，此时阴茎会逐渐脱离勃起状态。

3~10秒钟

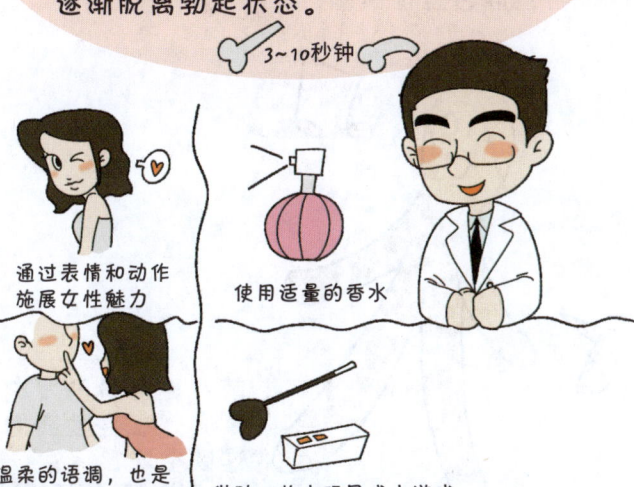

通过表情和动作施展女性魅力

使用适量的香水

温柔的语调，也是充满了性暗示的最佳前戏

借助一些小玩具或小游戏

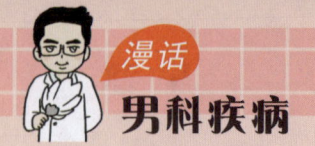
漫话 男科疾病

少数男性在性交时很难射精,或者虽然能够射精却感受不到快感,这些都是异常的表现,需要及时到医院就诊。增加前戏有助于提高射精快感。

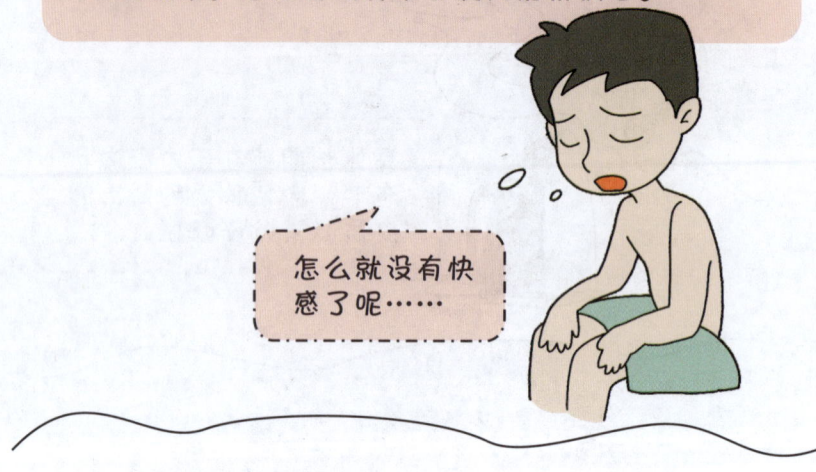

怎么就没有快感了呢……

女性的性高潮分为阴蒂型性高潮、阴道型性高潮和阴蒂阴道混合型性高潮。

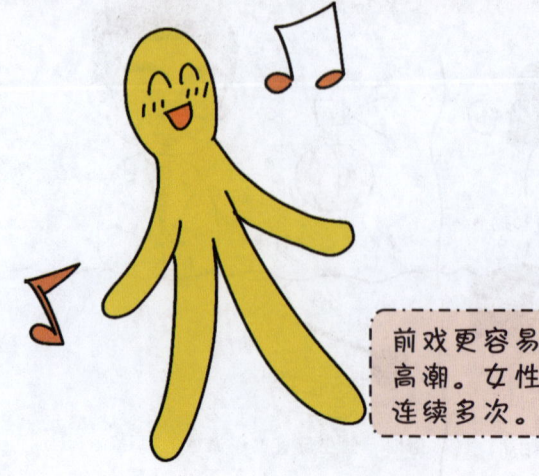

前戏更容易触发女性性高潮。女性性高潮可以连续多次。

早泄

从感觉上说,女性性高潮有不同的层次。

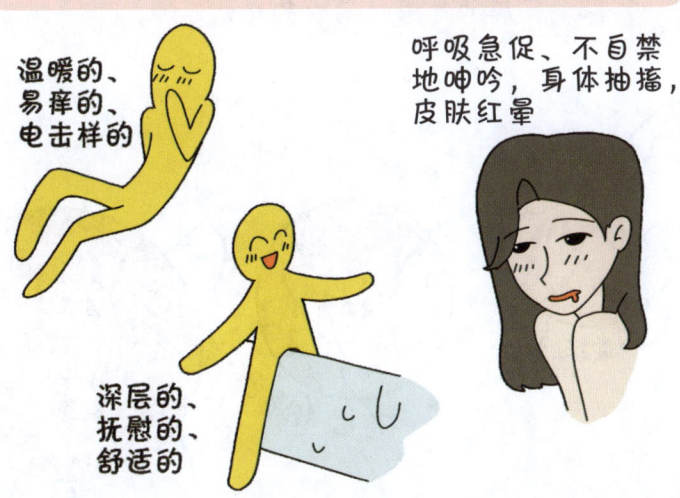

温暖的、易痒的、电击样的

深层的、抚慰的、舒适的

呼吸急促、不自禁地呻吟,身体抽搐,皮肤红晕

男性可以借助抚摸、亲吻或性爱工具帮助女性先进入兴奋期,或在阴道性交时适当刺激阴蒂,通过反复的磨合和训练,双方一起达到高潮。

男性在前戏中可以怎么做?

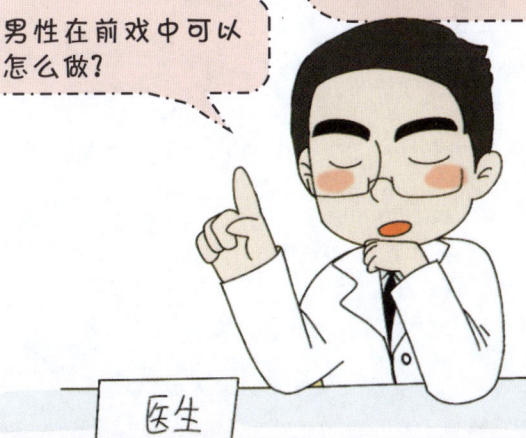

医生

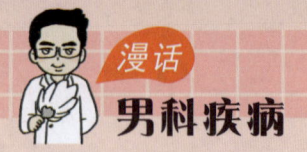

完美的性爱时间大约在13分钟。

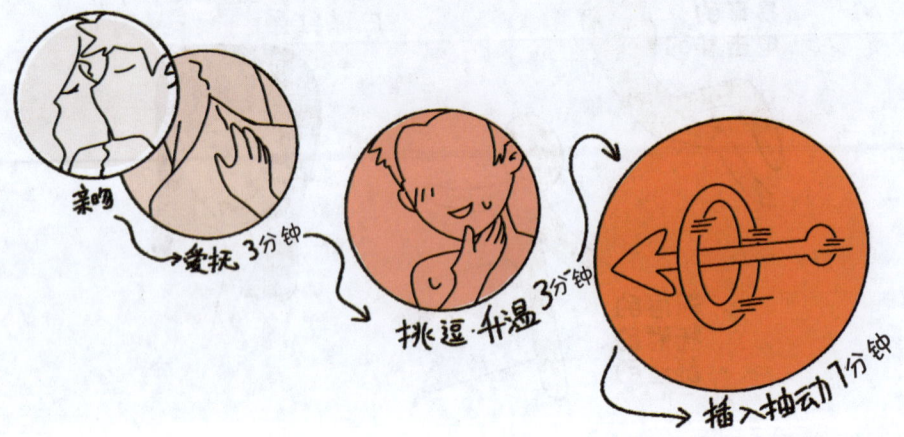

前列腺炎

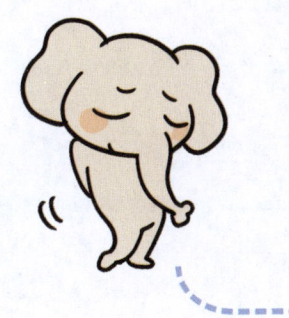

二十六、明辨是非

正确认识慢性前列腺炎

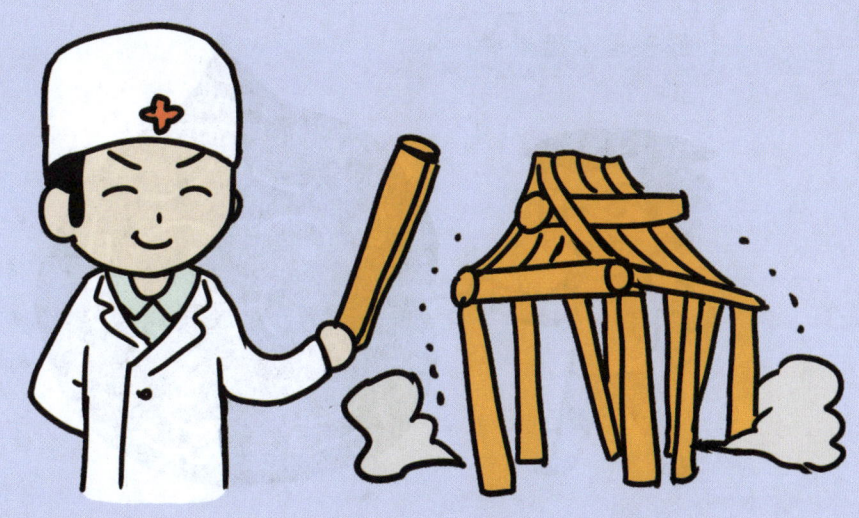

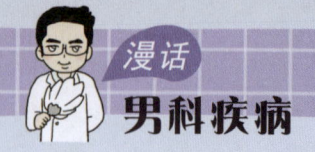

漫话男科疾病

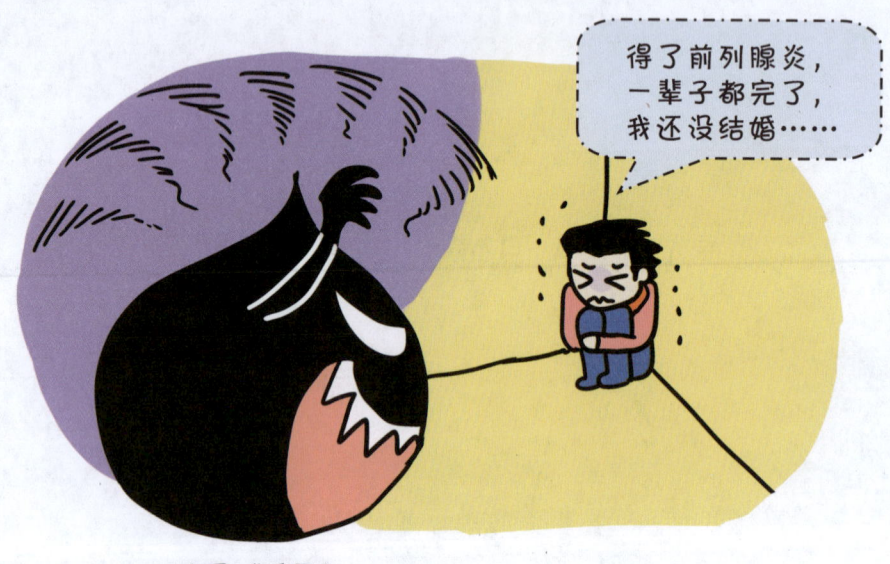

幽灵"腺哥"

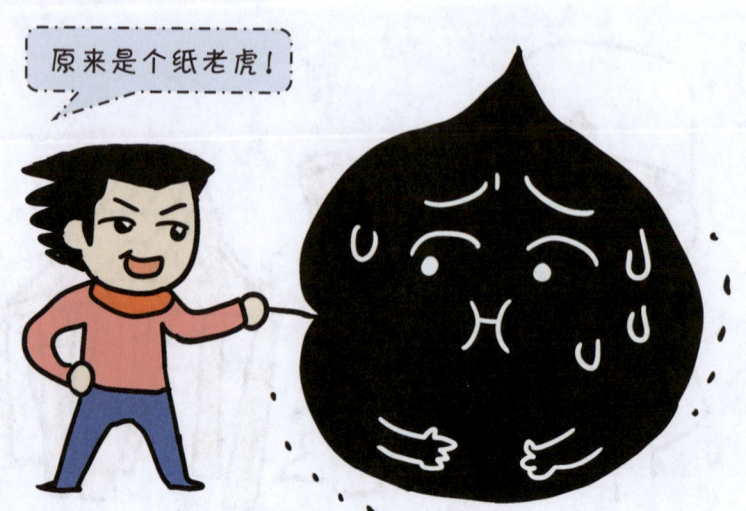

前列腺炎

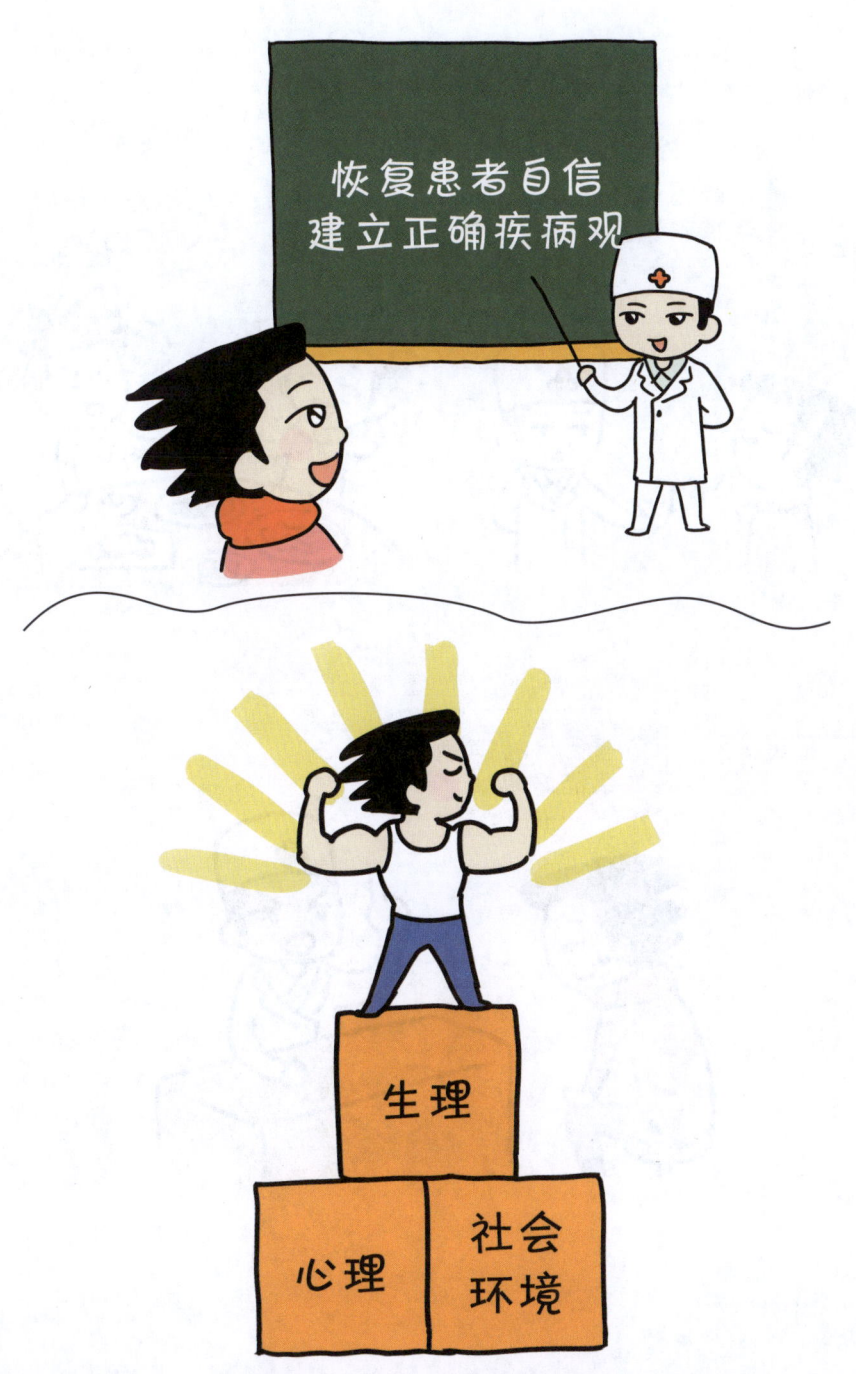

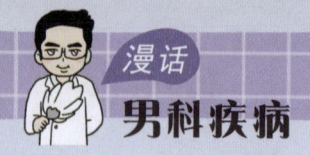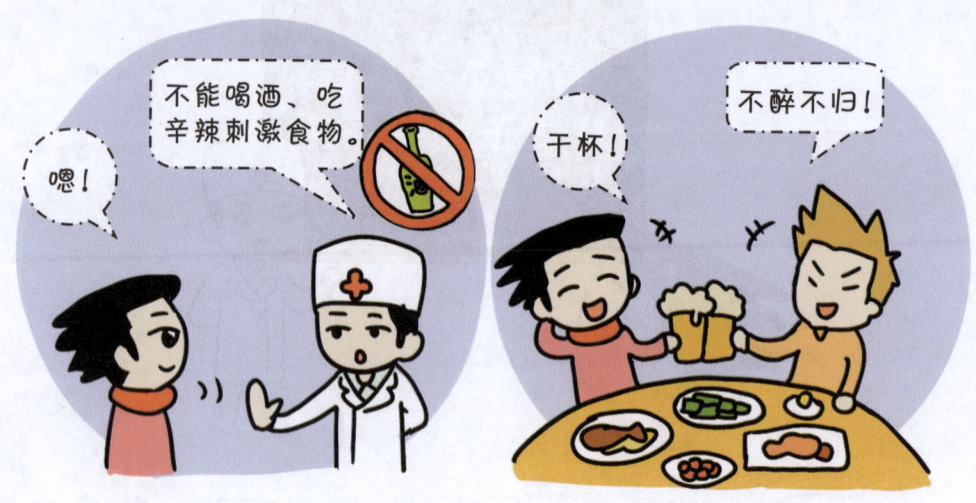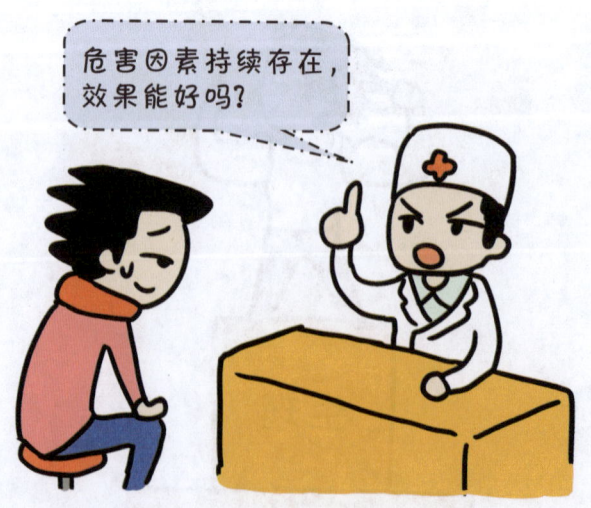

前列腺炎

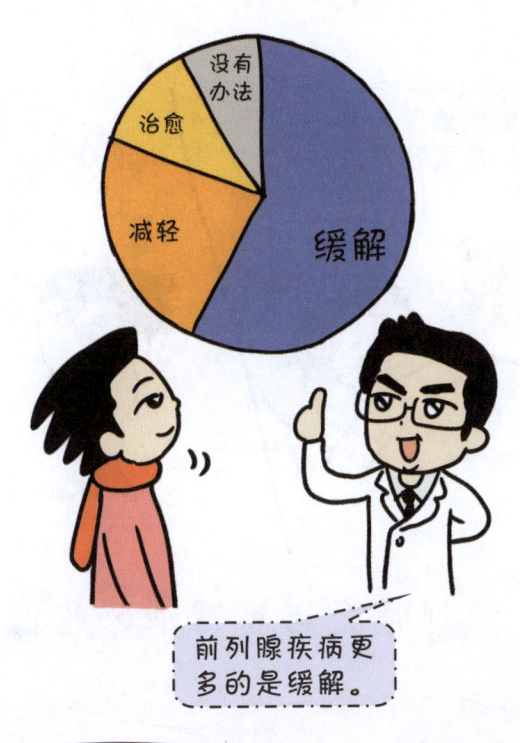

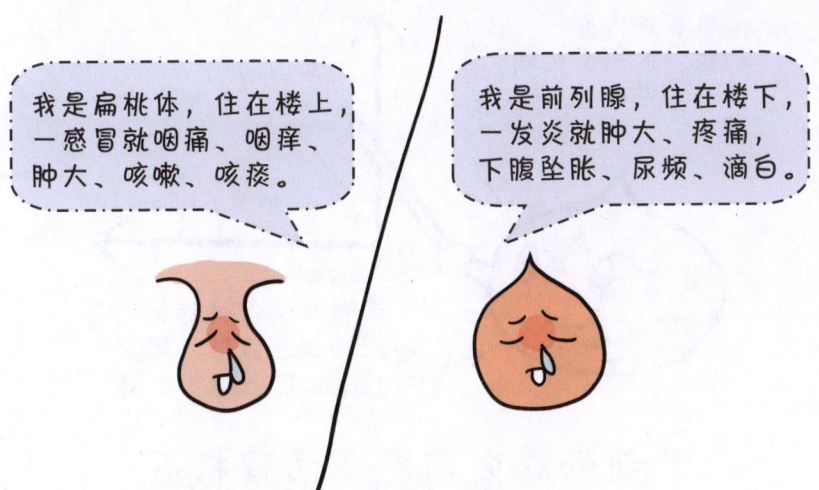

前列腺炎与感冒症状相像

漫话男科疾病

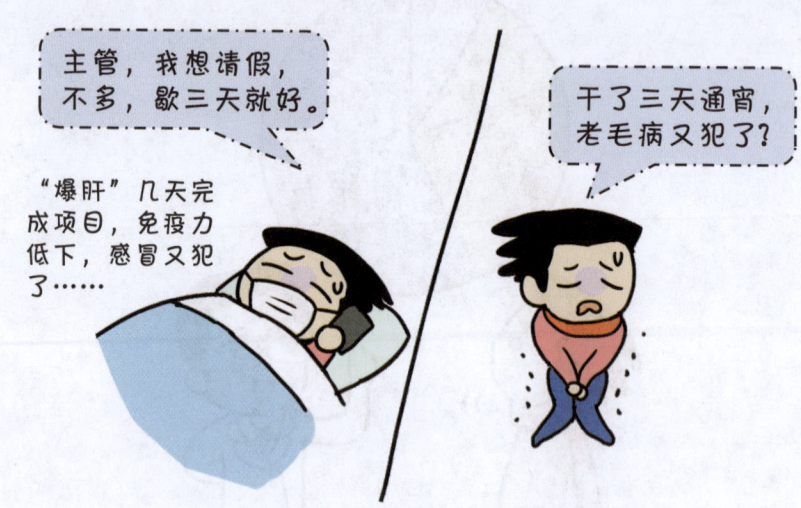

前列腺炎与感冒诱因相像

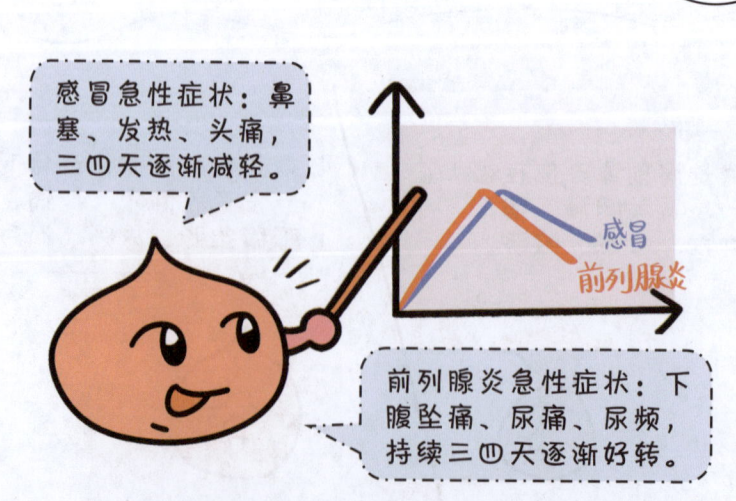

前列腺炎与感冒病程相近

前列腺炎

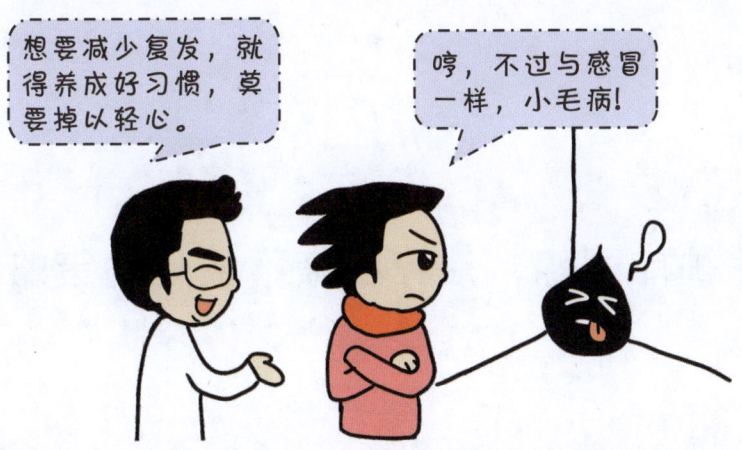

前列腺炎与感冒的预防和治疗相像

二十七、妙手回春

保护前列腺，治疗精液不液化的策略

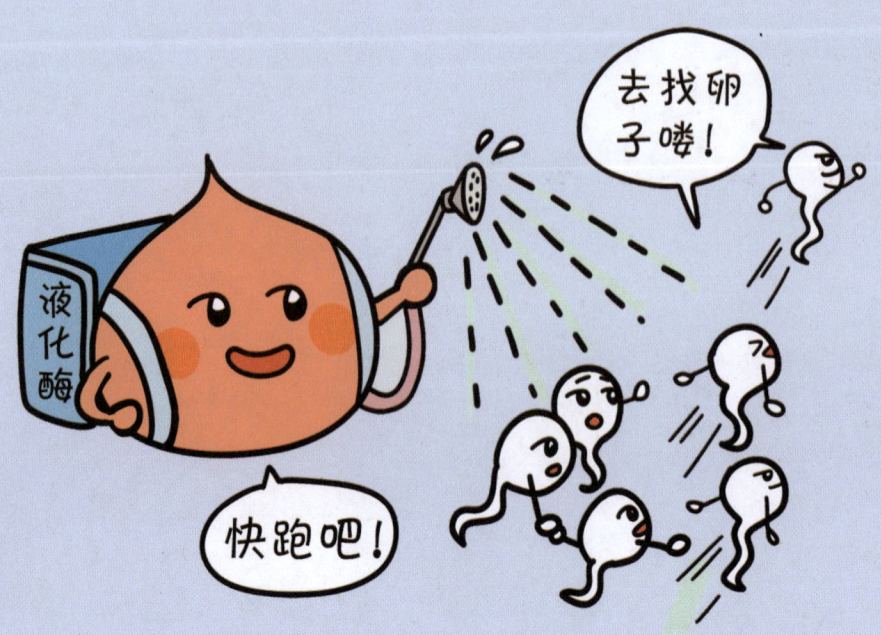

前列腺炎

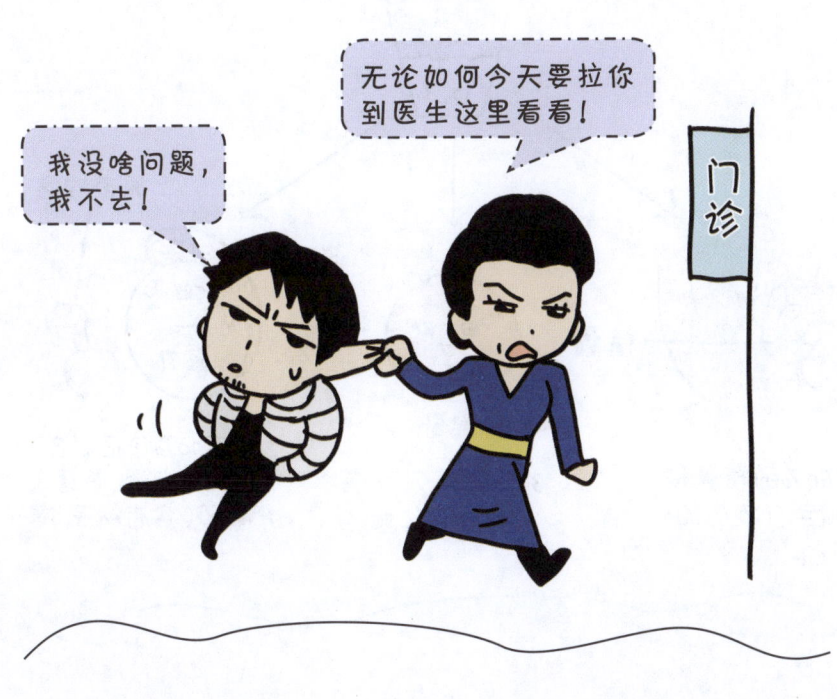

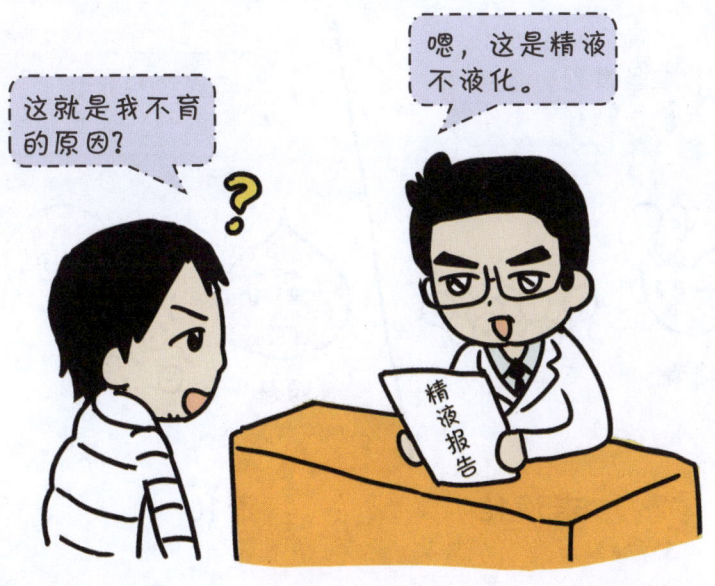

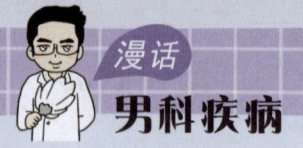

漫话 男科疾病

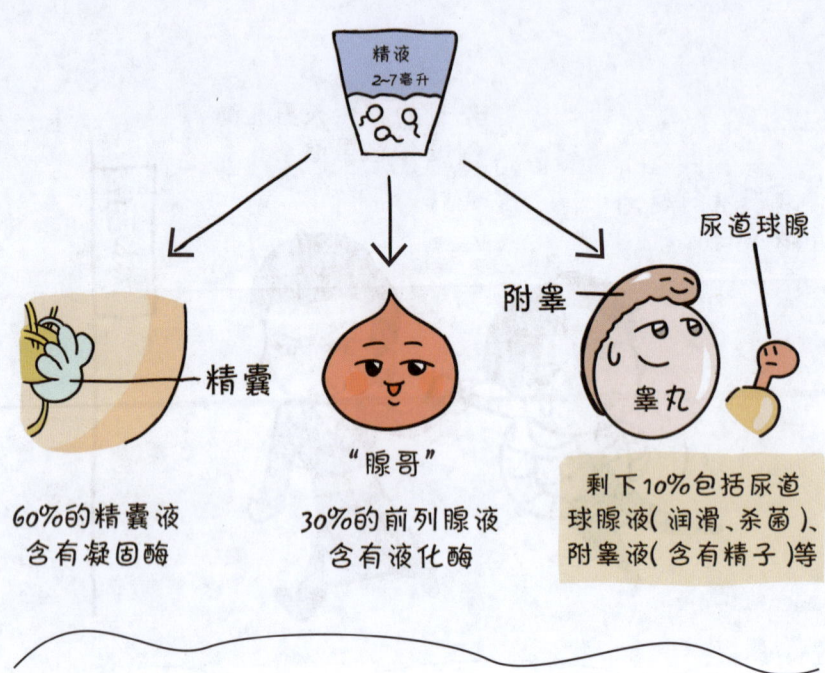

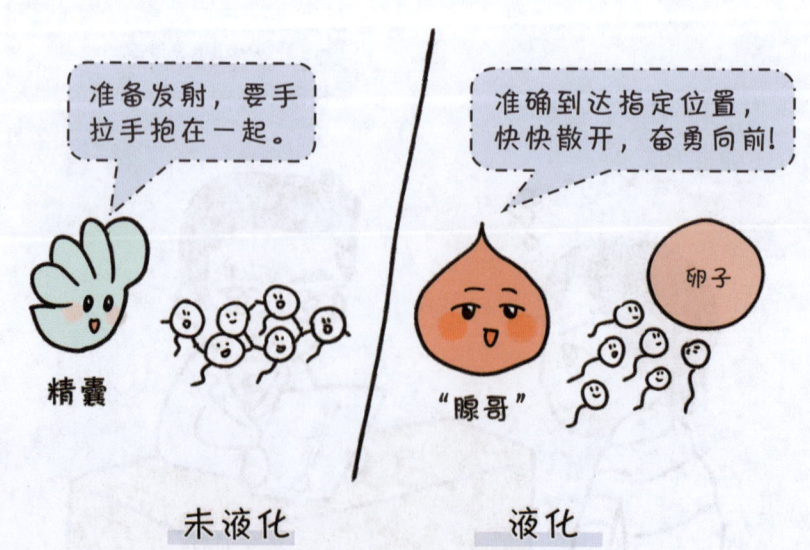

前列腺炎

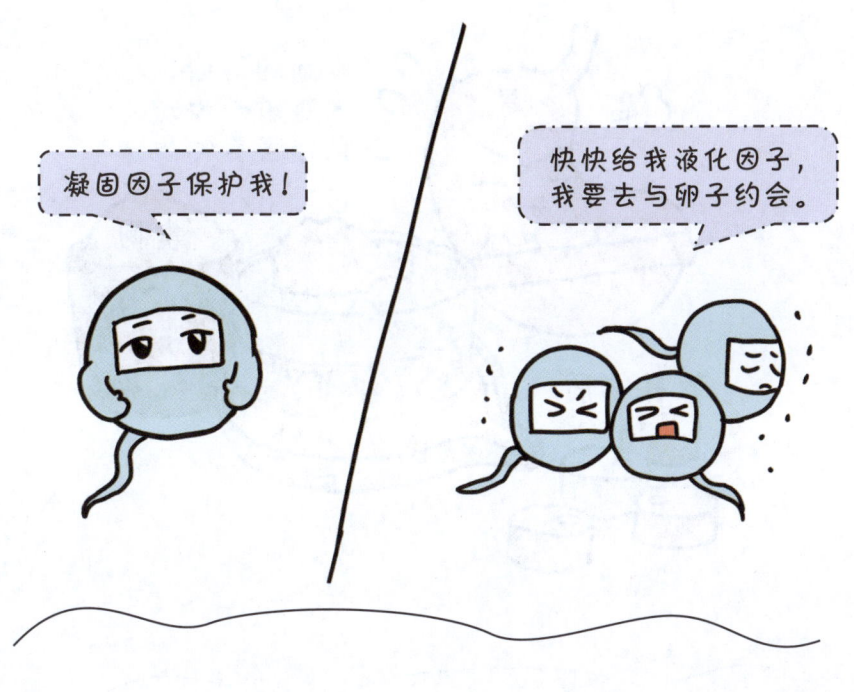

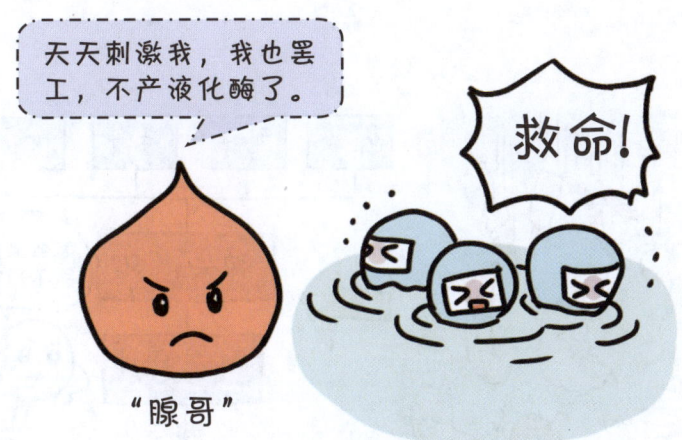

精液不液化

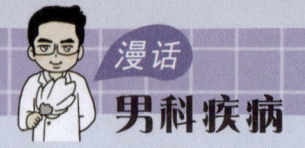

漫话 **男科疾病**

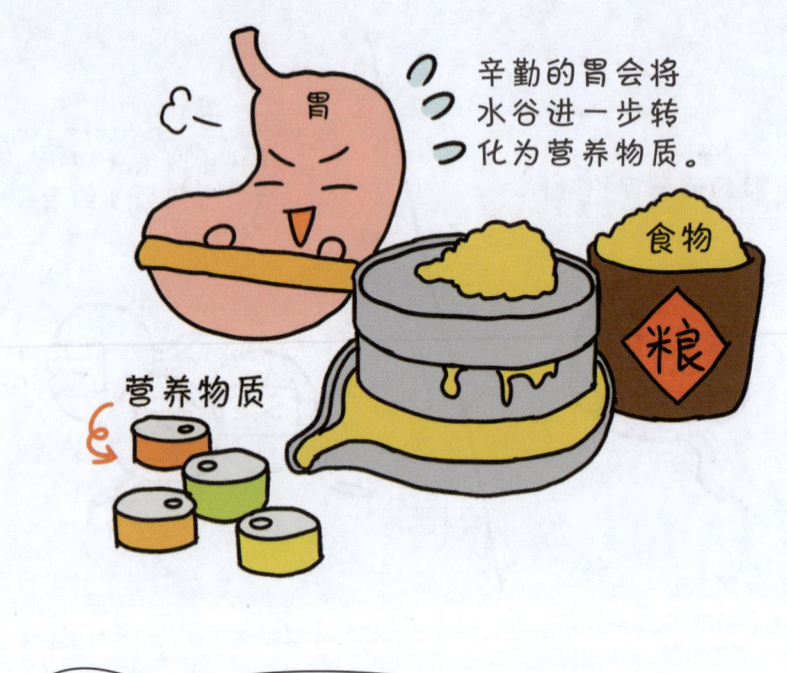

辛勤的胃会将水谷进一步转化为营养物质。

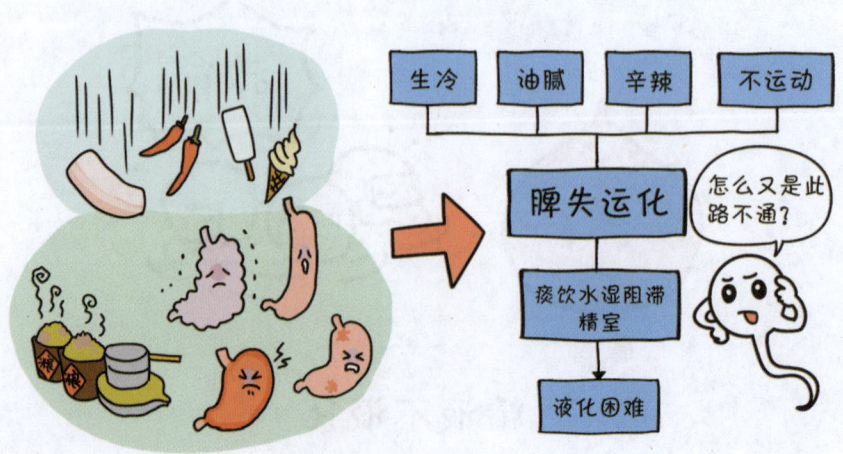

前列腺炎

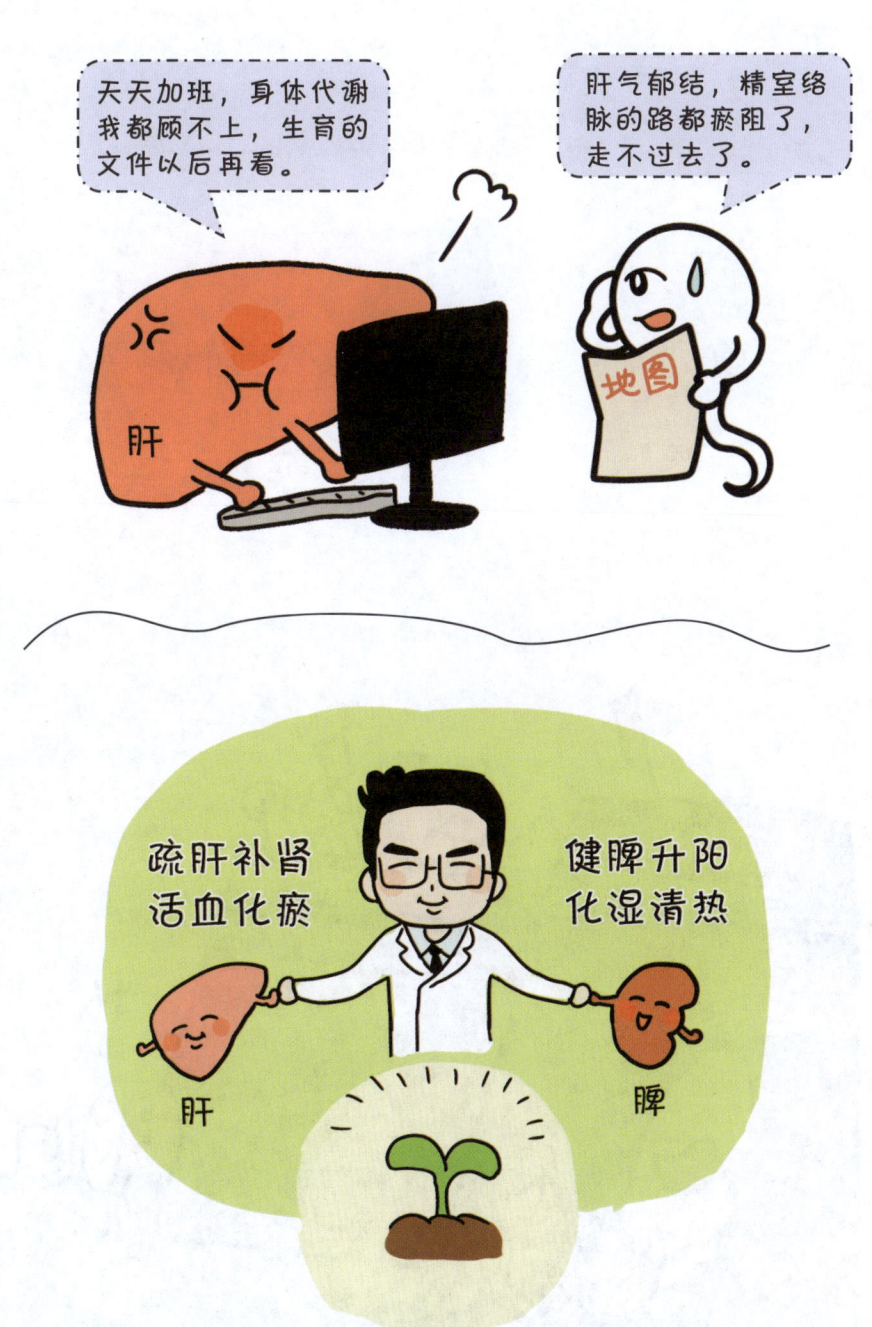

二十八、转移视线

前列腺炎的疼痛为什么会转移?

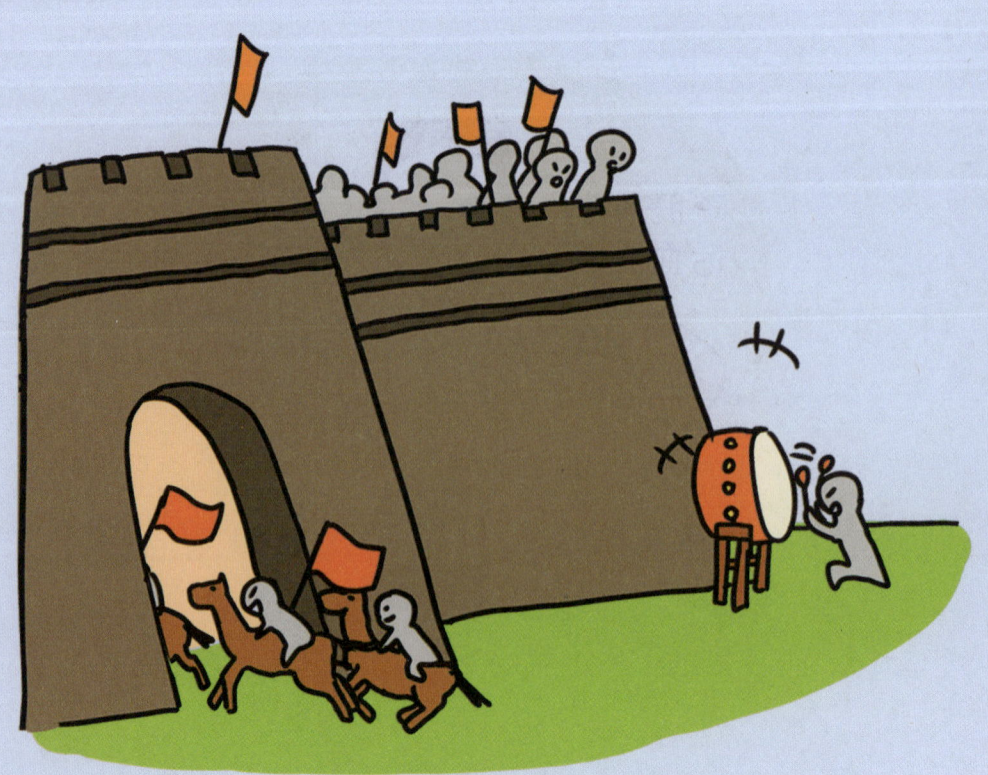

前列腺炎

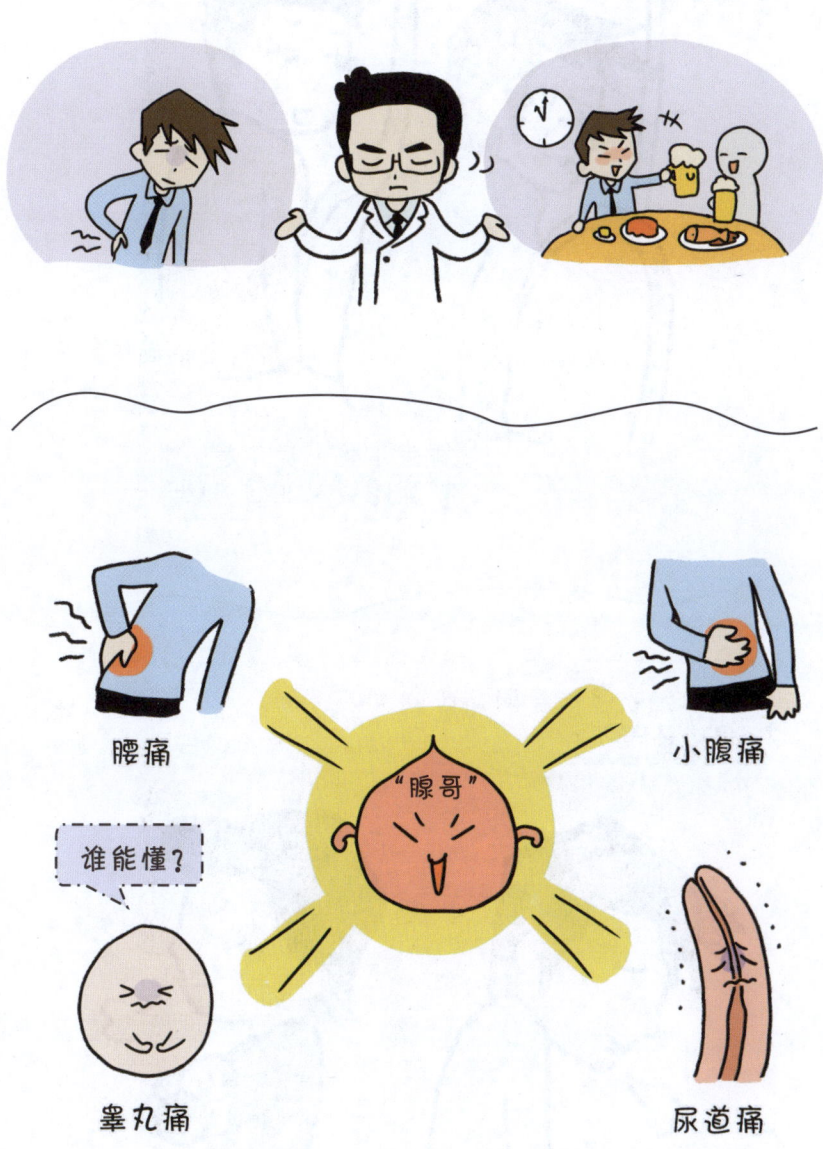

漫话 男科疾病

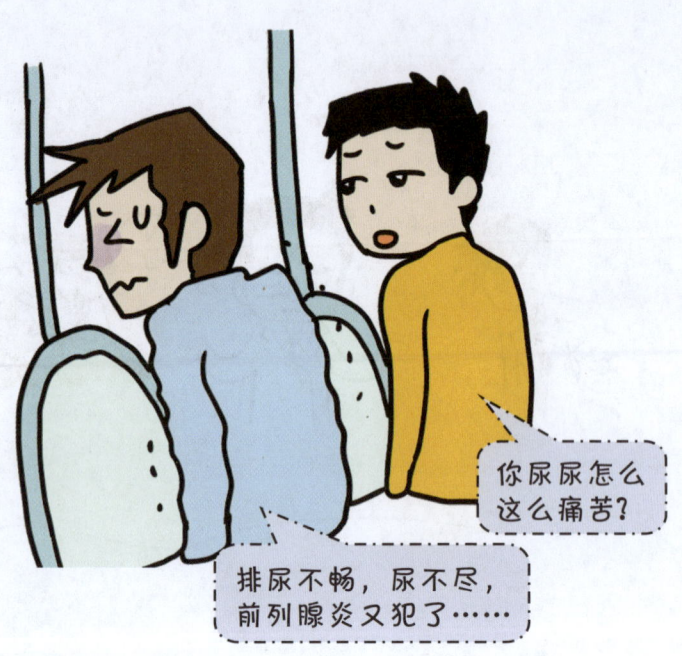

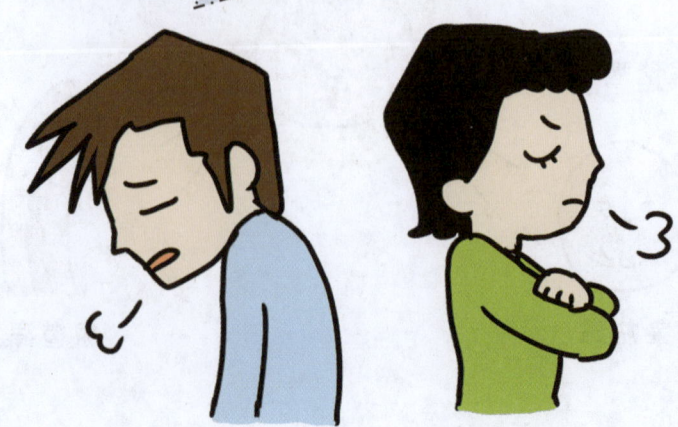

前列腺炎

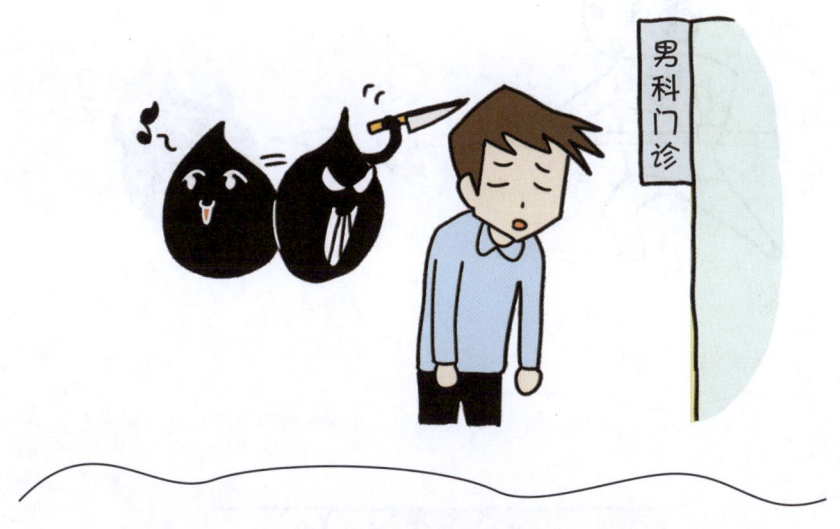

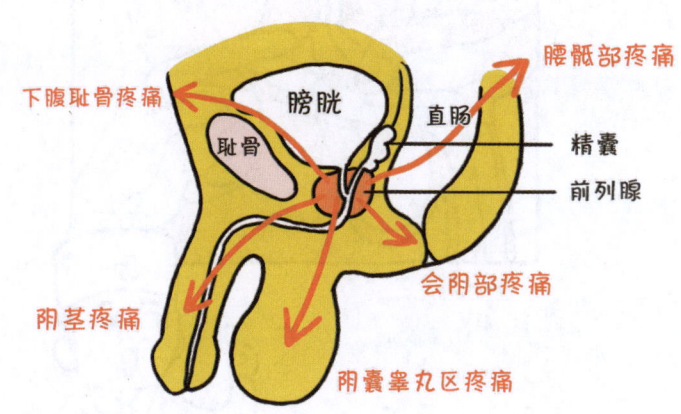

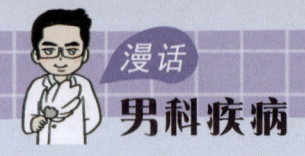

漫话 **男科疾病**

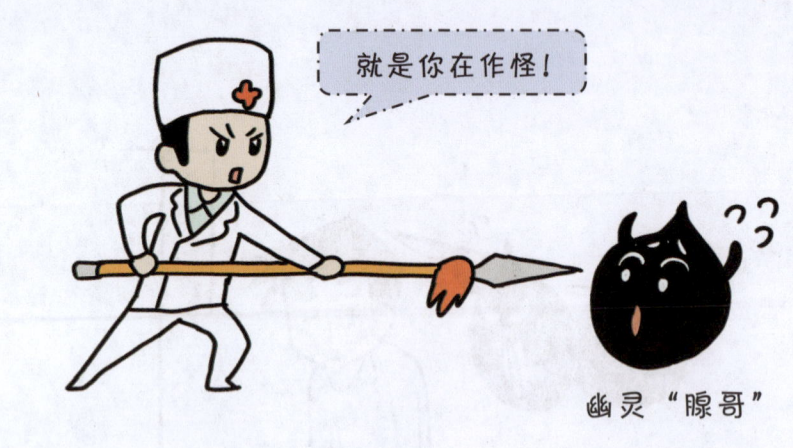

就是你在作怪!

幽灵"腺哥"

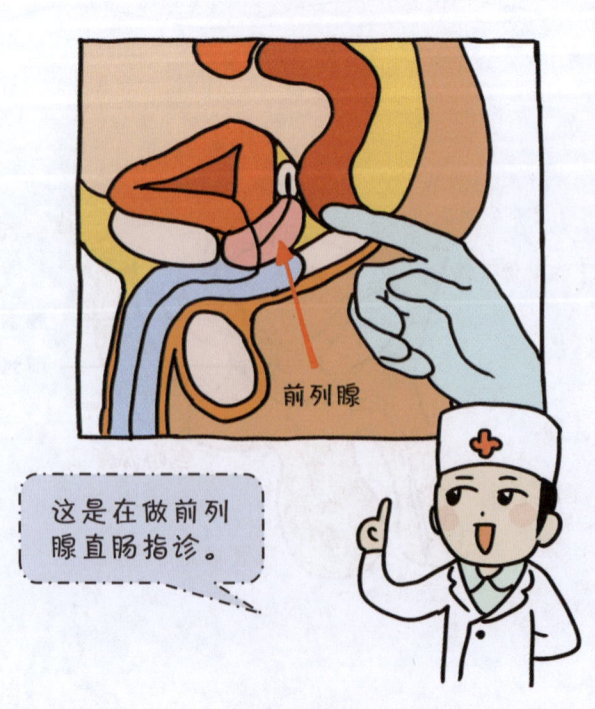

前列腺

这是在做前列腺直肠指诊。

前列腺炎

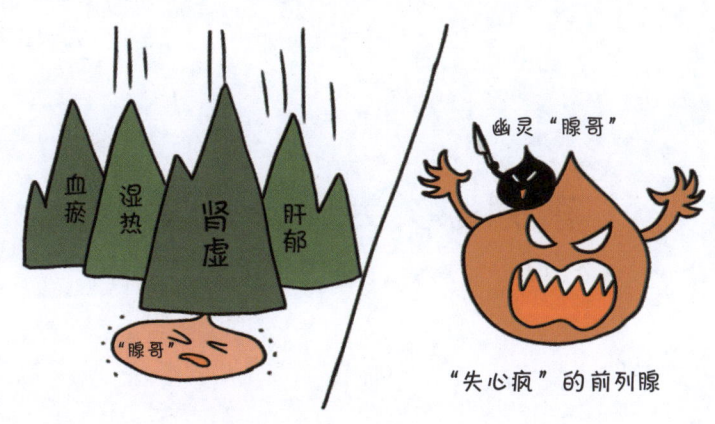

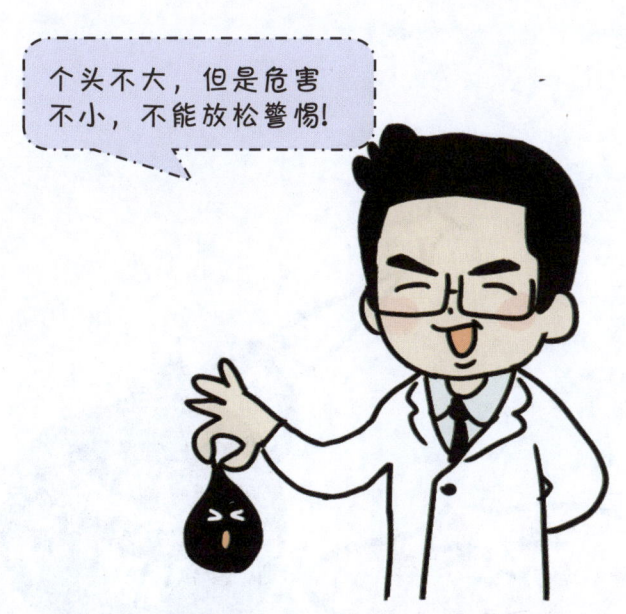

二十九、卷土重来

前列腺炎为何会复发?

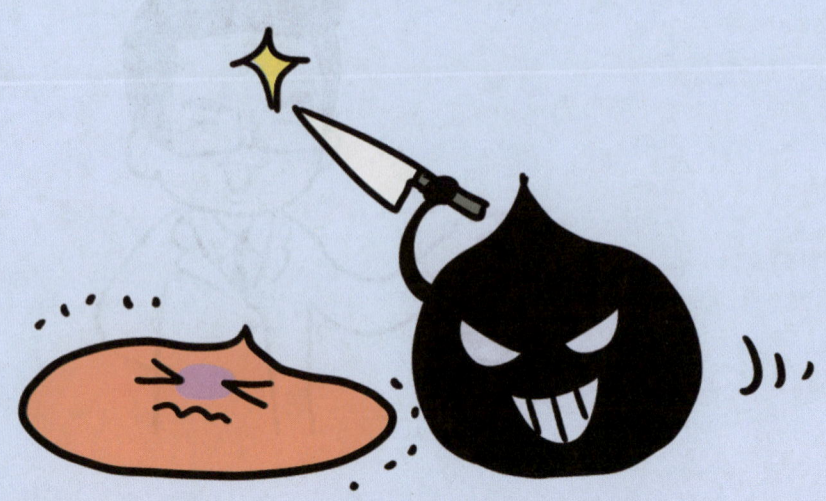

前列腺炎

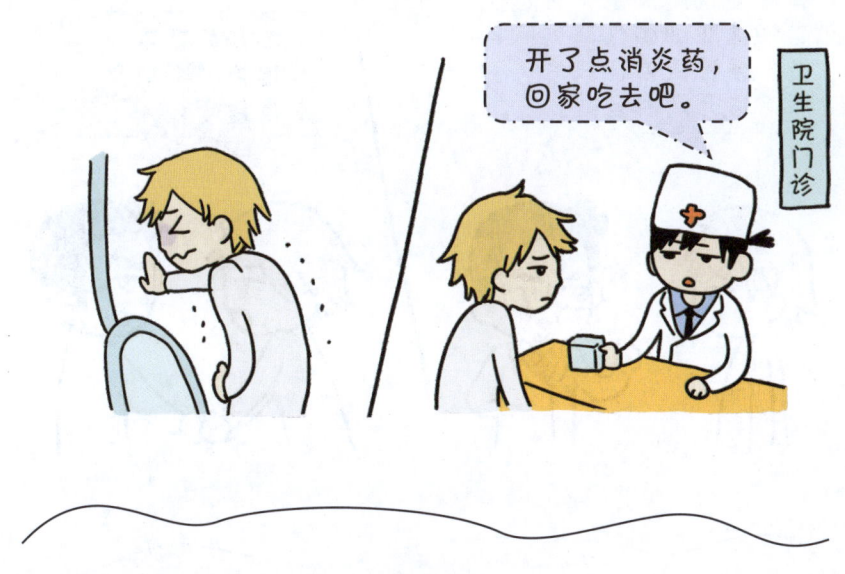

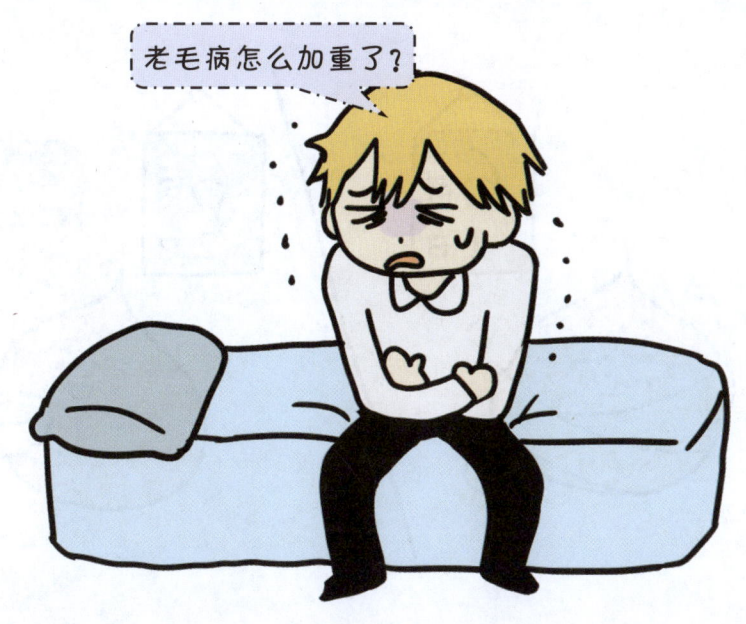

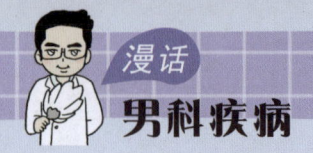

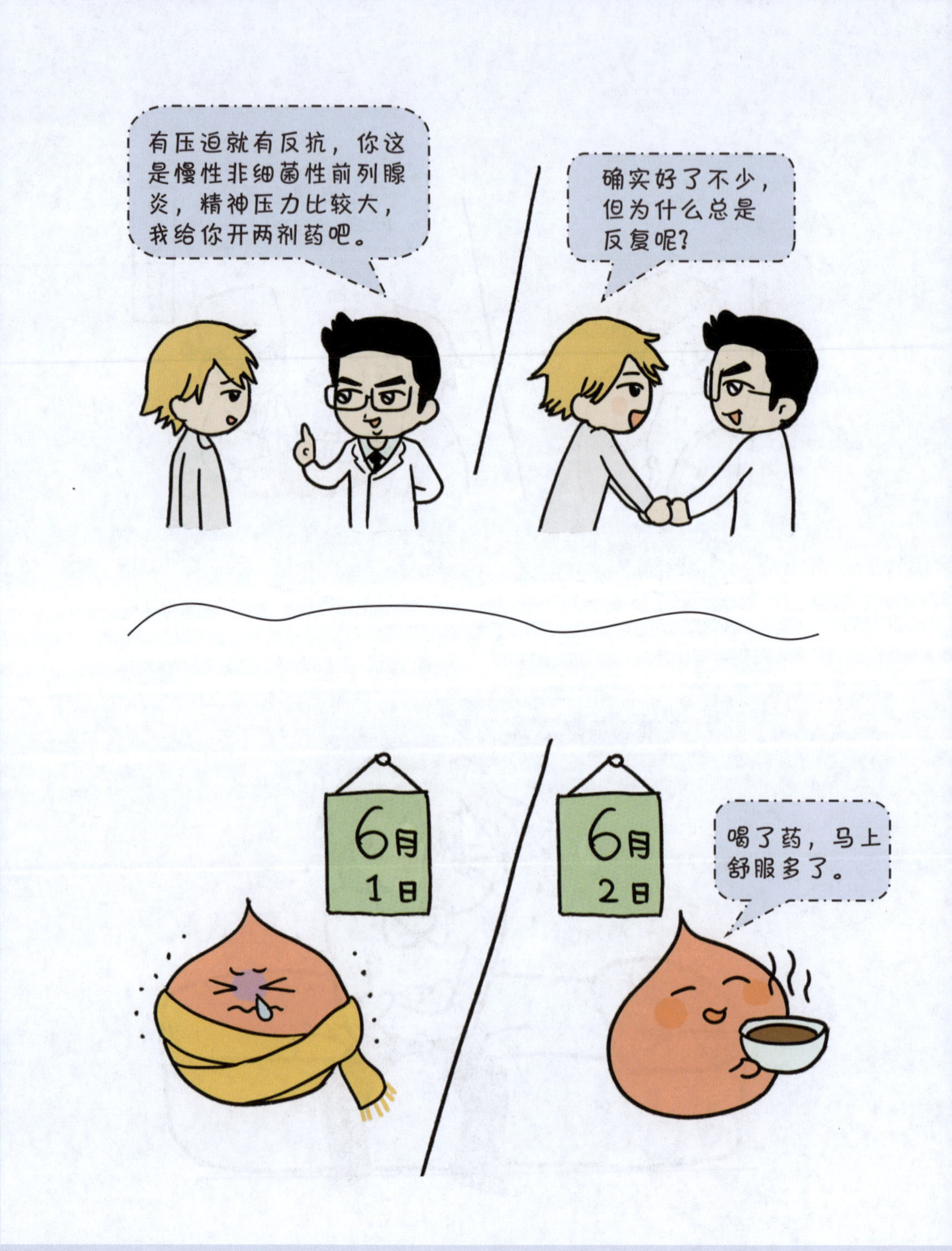

前列腺炎

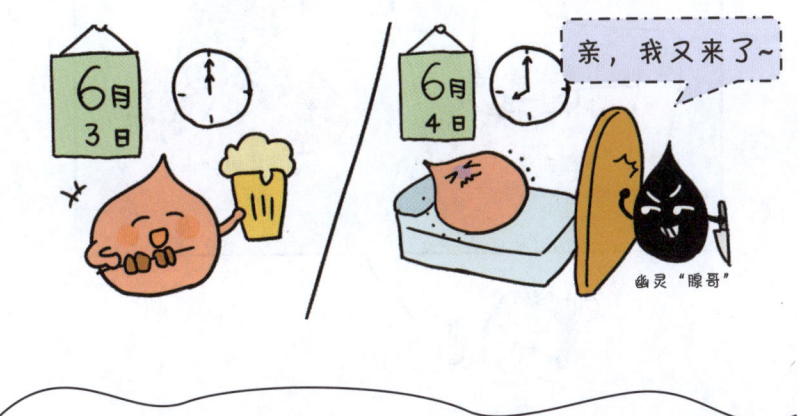

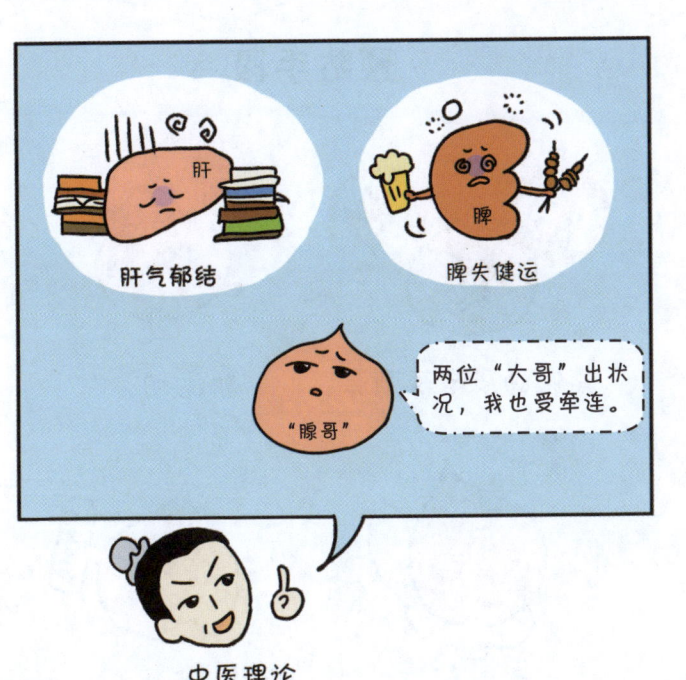

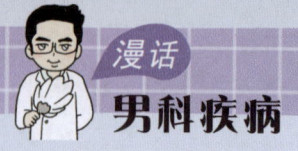

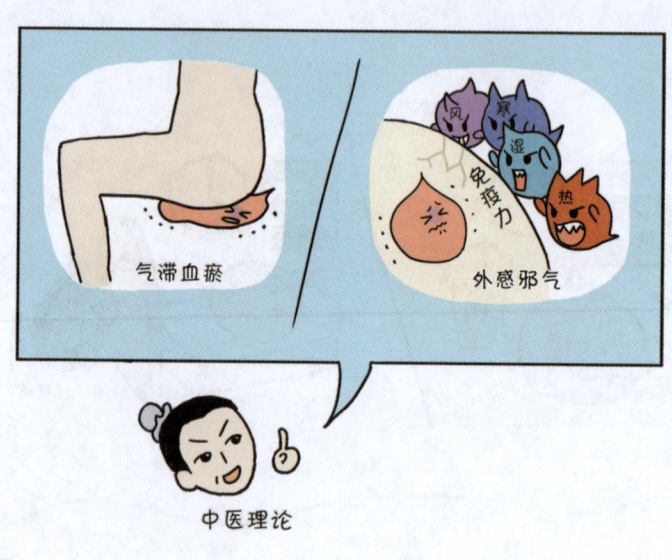

中医理论

预防手段

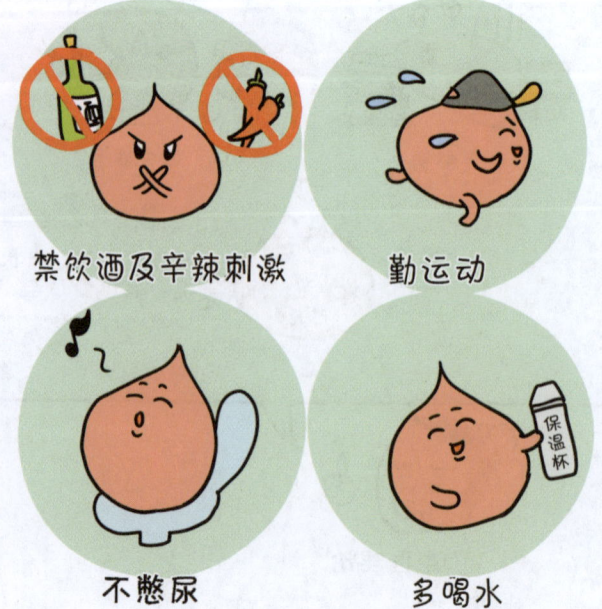

三十、克敌制胜

慢性前列腺炎从瘀论治

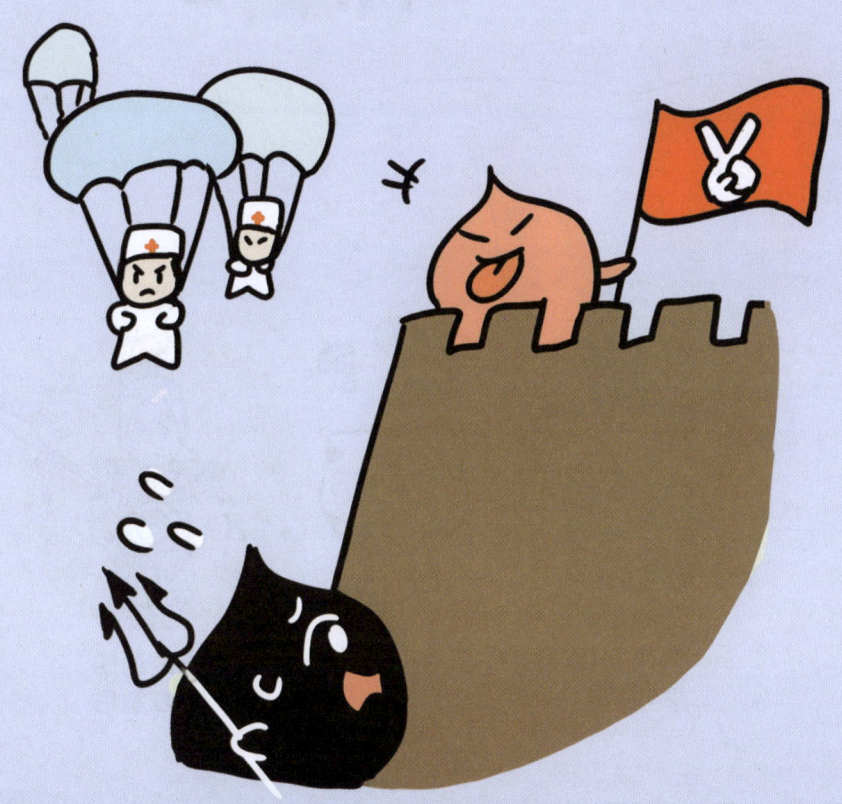

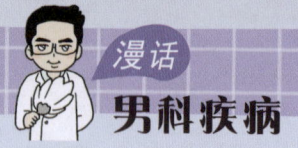

漫话 男科疾病

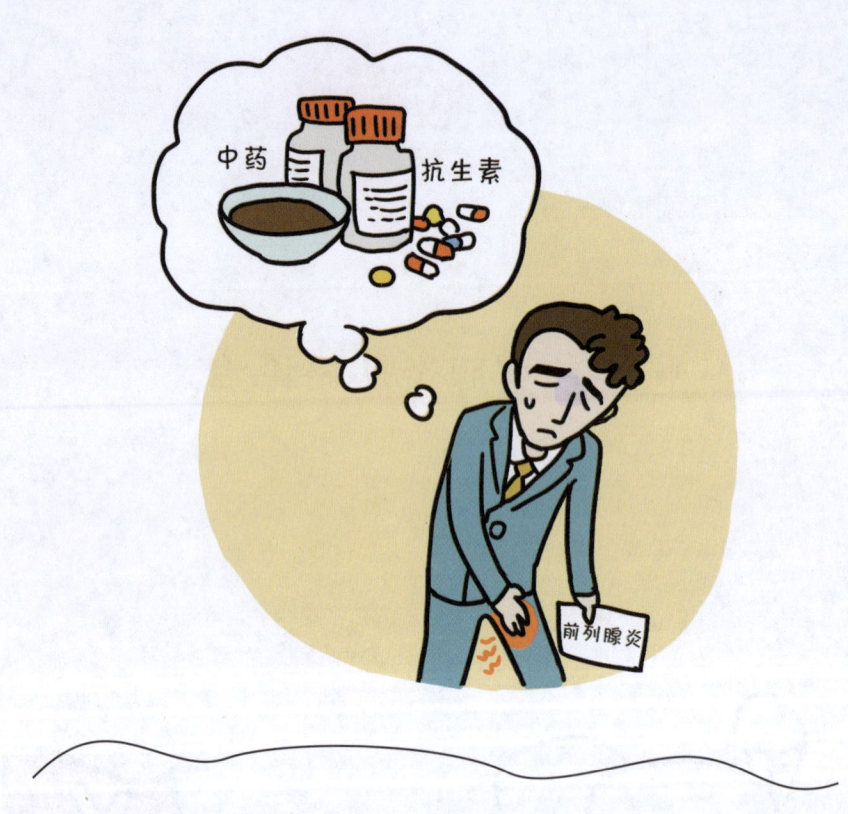

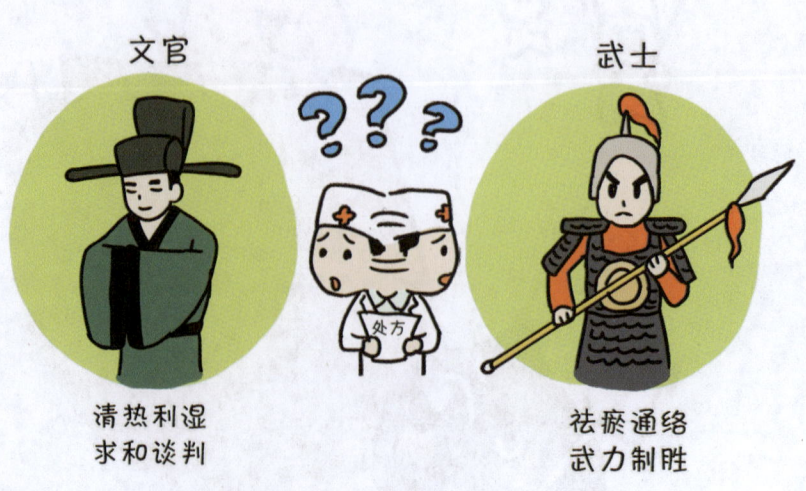

前列腺炎

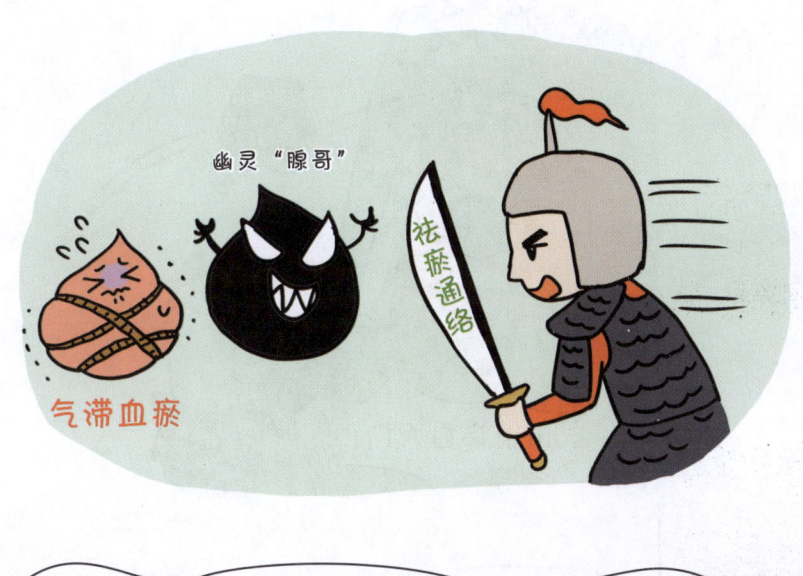

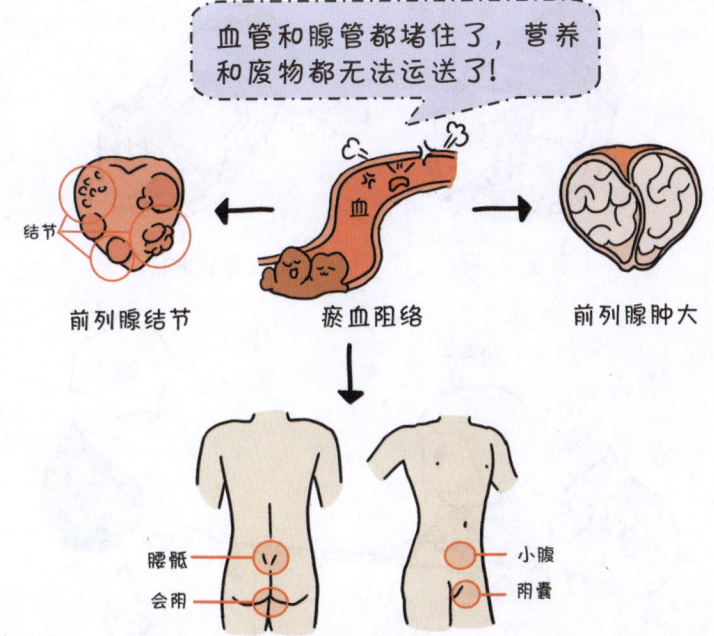

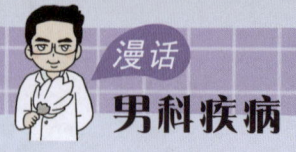

漫话 **男科疾病**

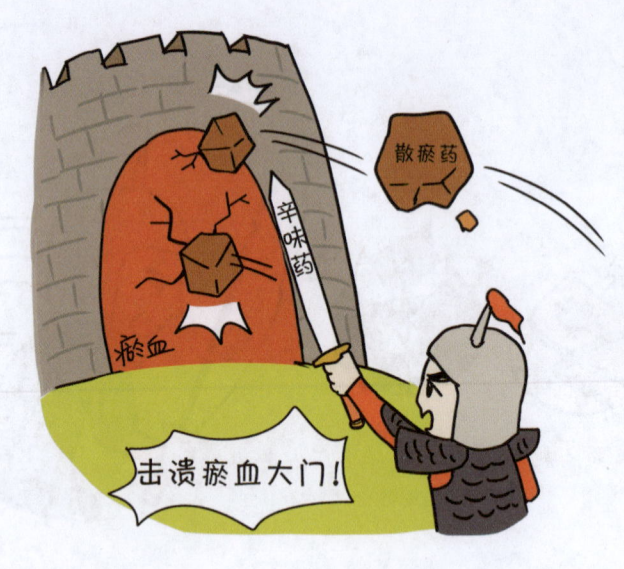

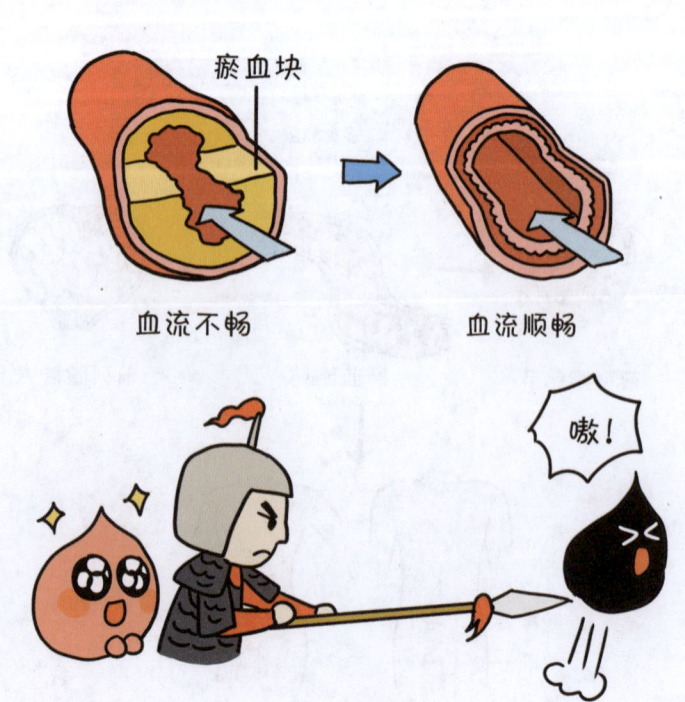

前列腺炎

情绪管理锦囊三招

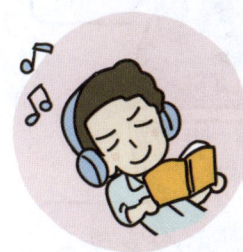
放松心情

改正不良习惯

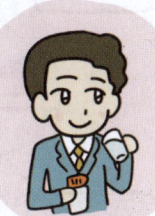
规律服药

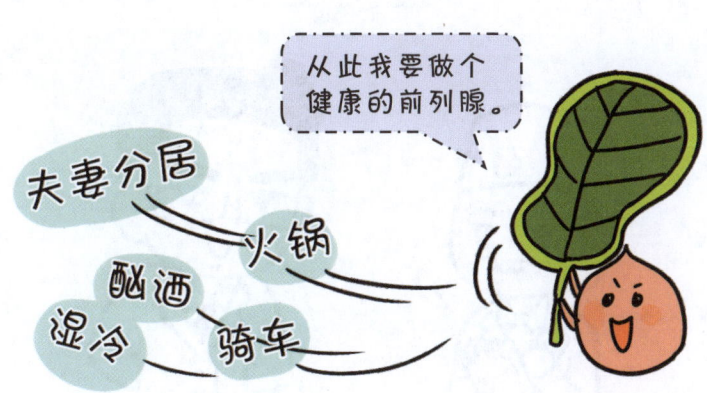

从此我要做个健康的前列腺。

夫妻分居　火锅　酗酒　湿冷　骑车

漫话男科疾病

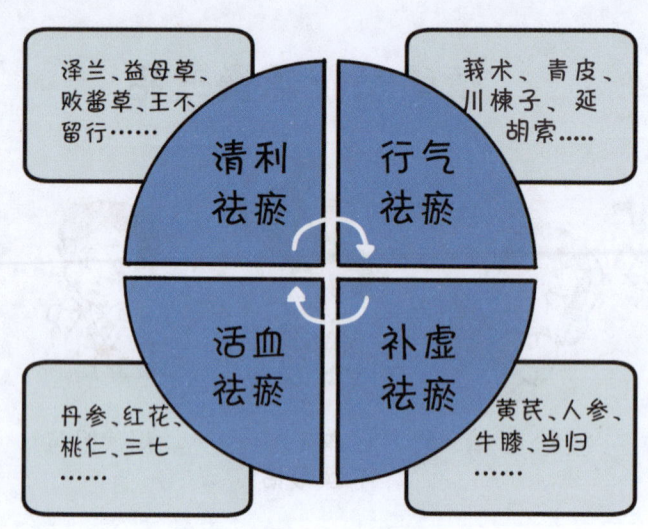

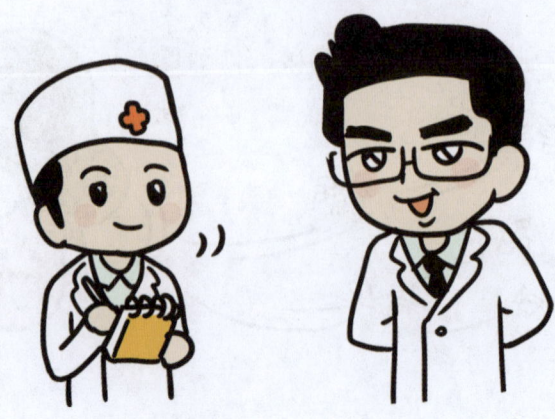

前列腺增生

三十一、抓住核心

前列腺增生不同阶段的不同应对策略

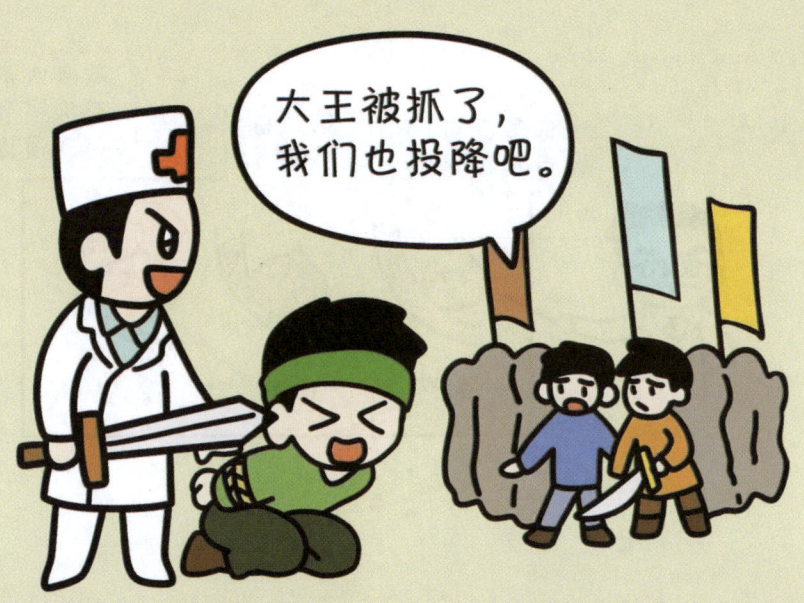

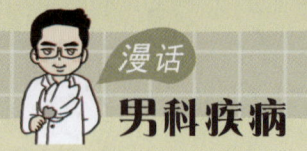

漫话 男科疾病

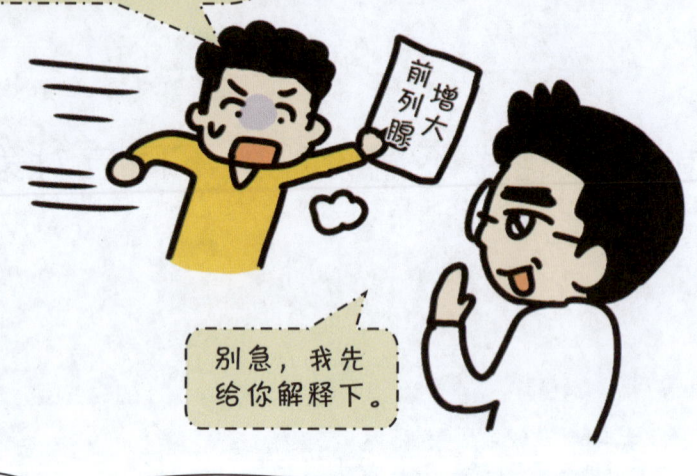

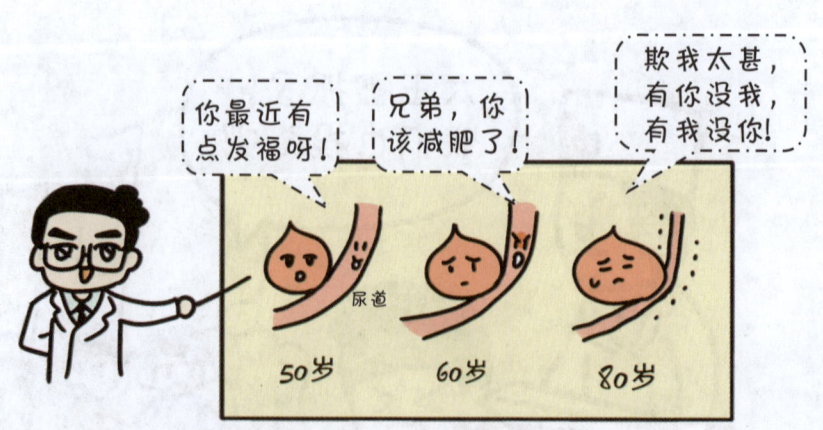

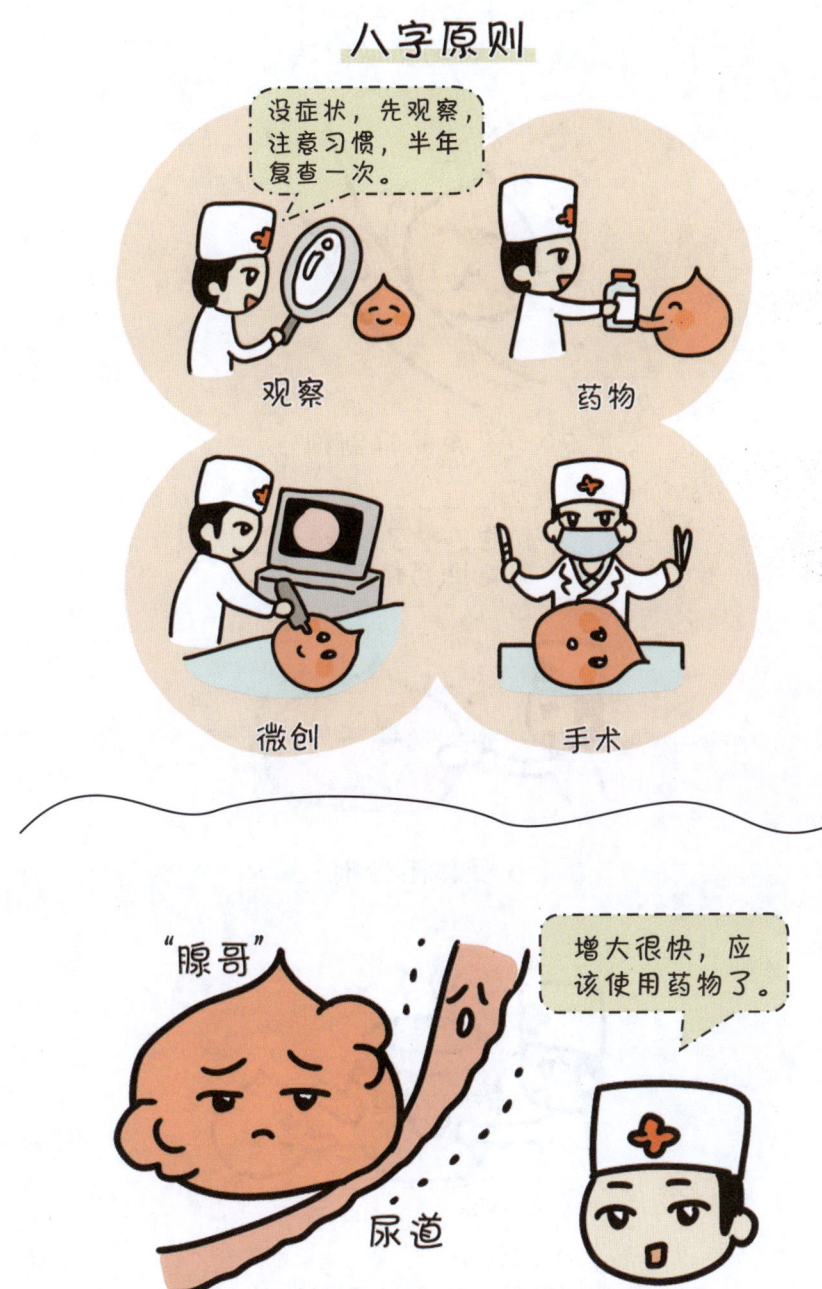

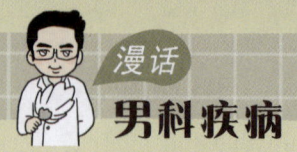

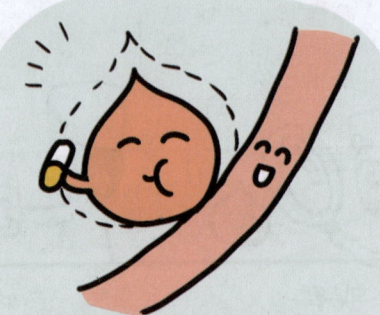

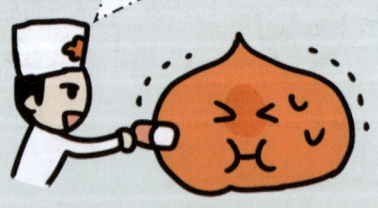

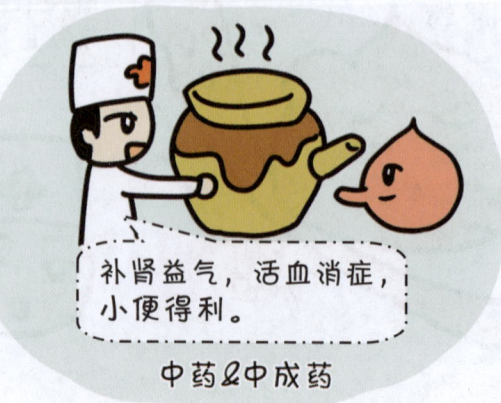

前列腺增生

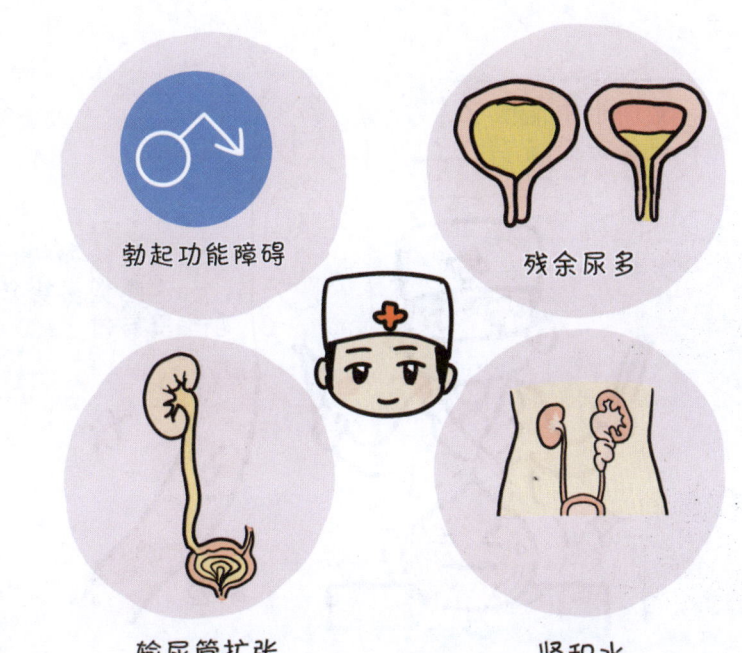

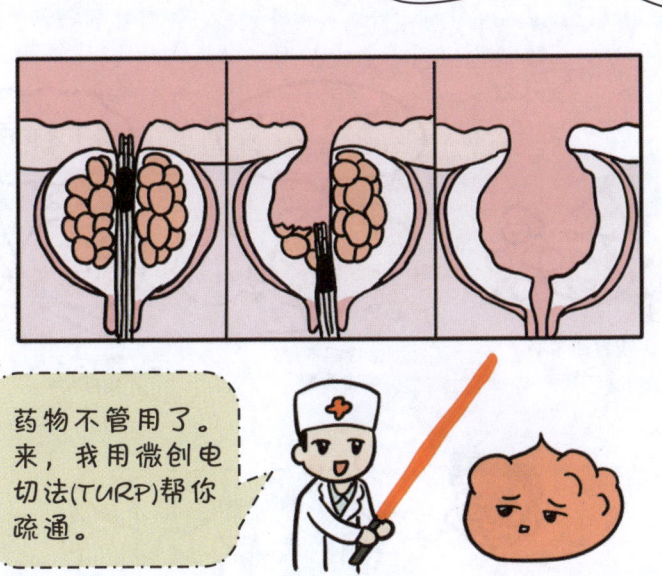

漫话男科疾病

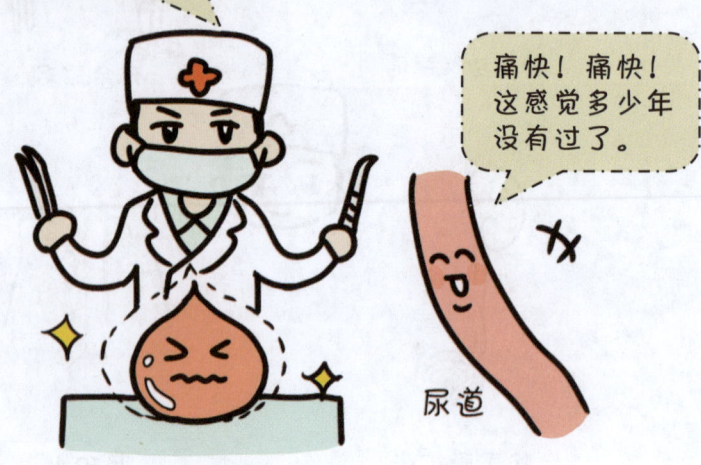

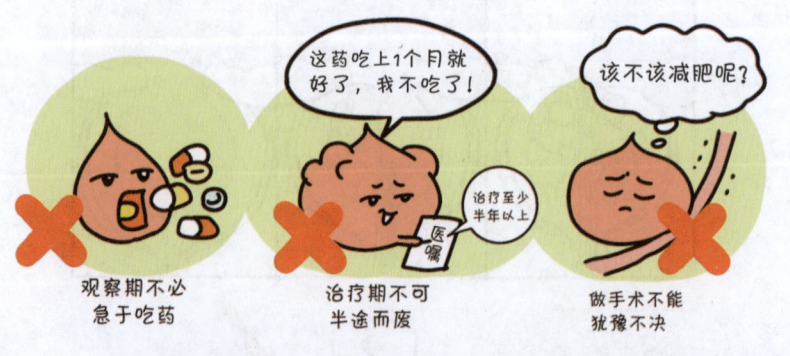

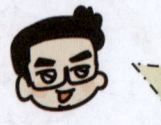

前列腺增生

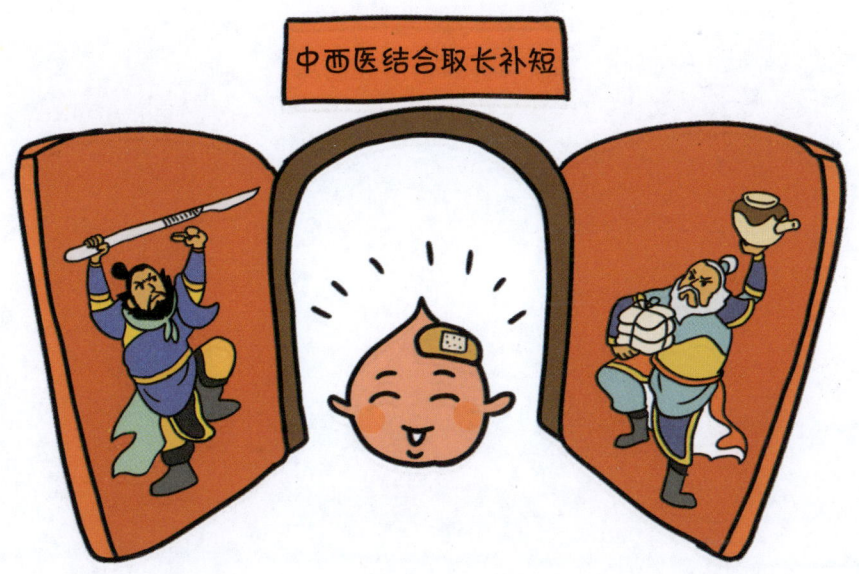

男科漫谈

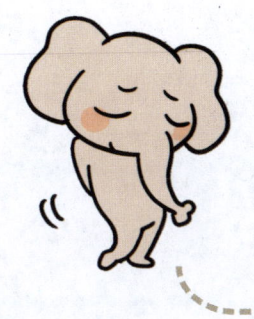

三十二、柳暗花明

反复性胚胎停育的治疗

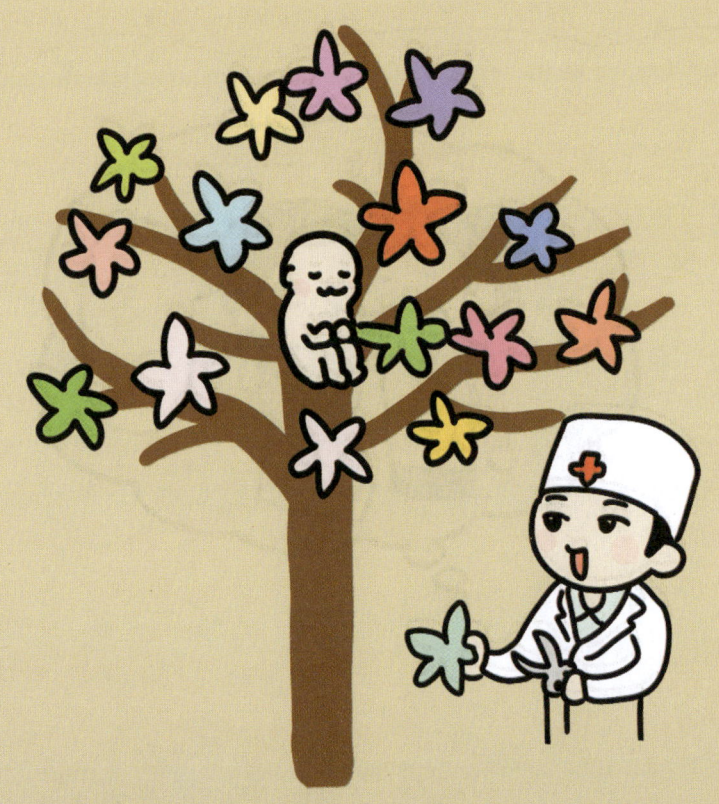

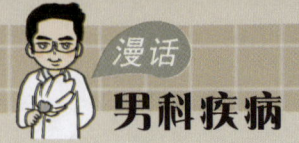

漫话 男科疾病

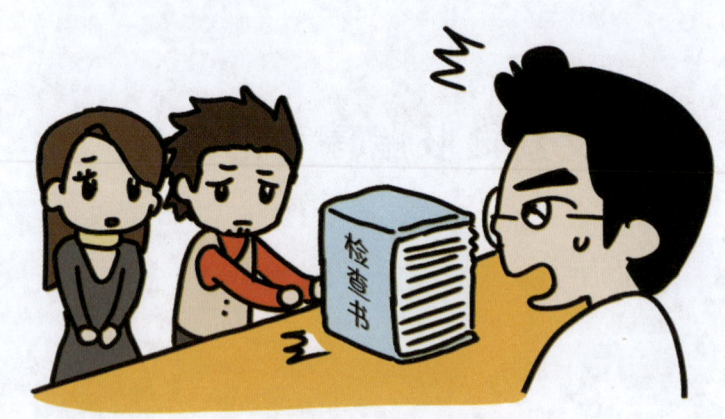

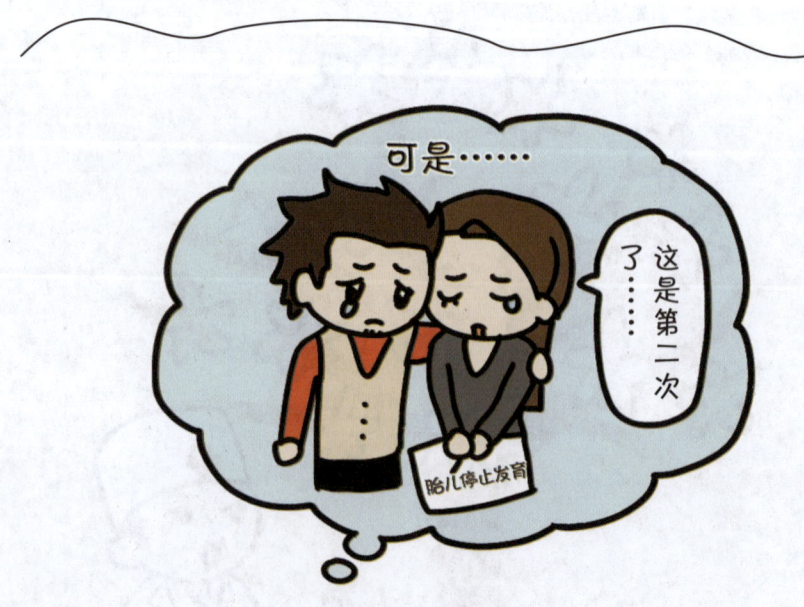

男科漫谈

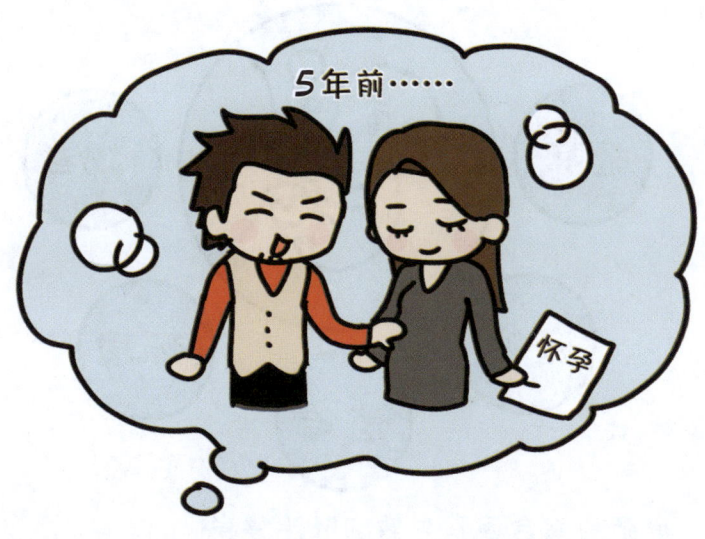

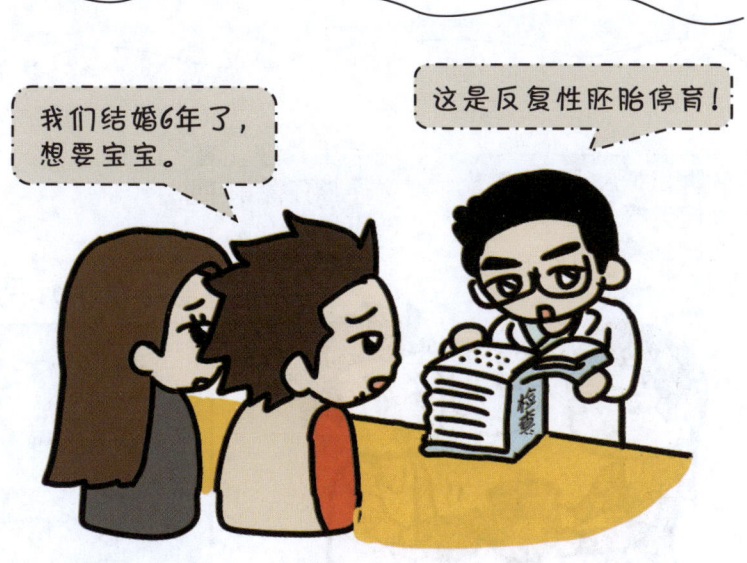

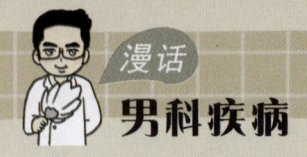

漫话 **男科疾病**

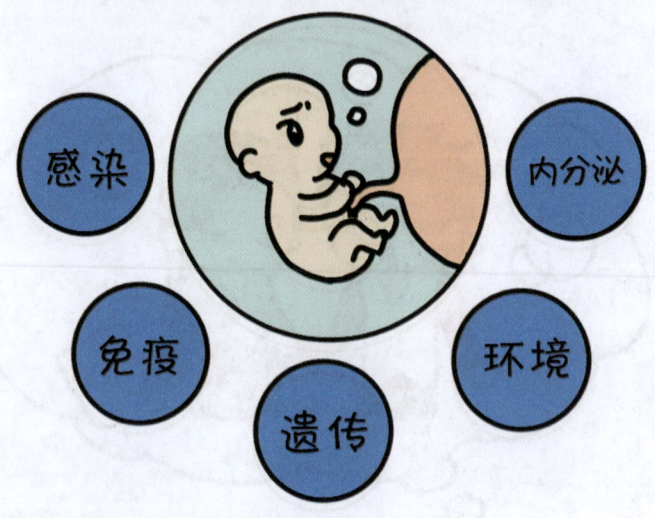

复杂的综合因素导致的胚胎停育，可考虑中药介入进行调理。

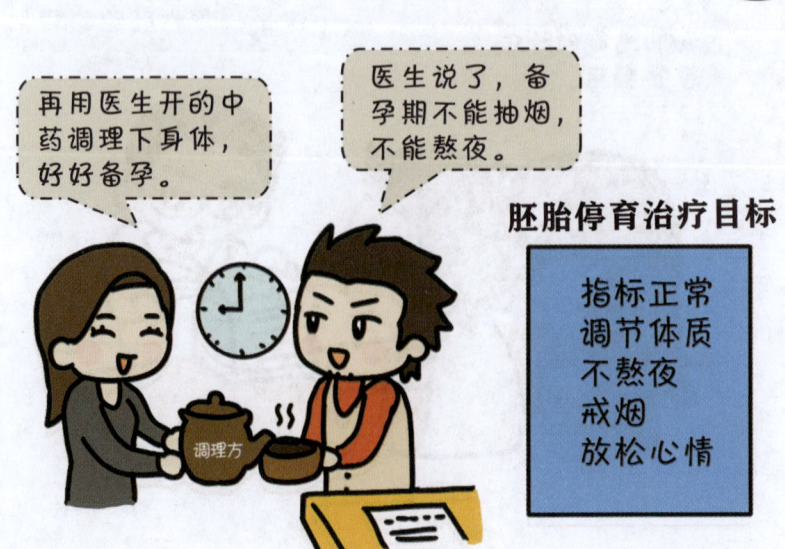

胚胎停育治疗目标

指标正常
调节体质
不熬夜
戒烟
放松心情

男科漫谈

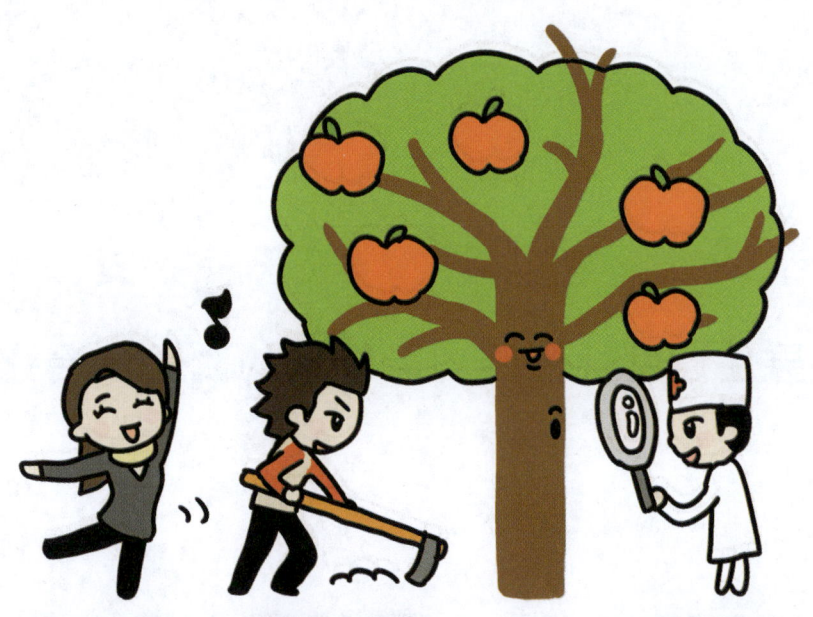

放松心态　　戒除不良习惯　　　定期产检
　　　　　　（熬夜、吸烟等）

一年后

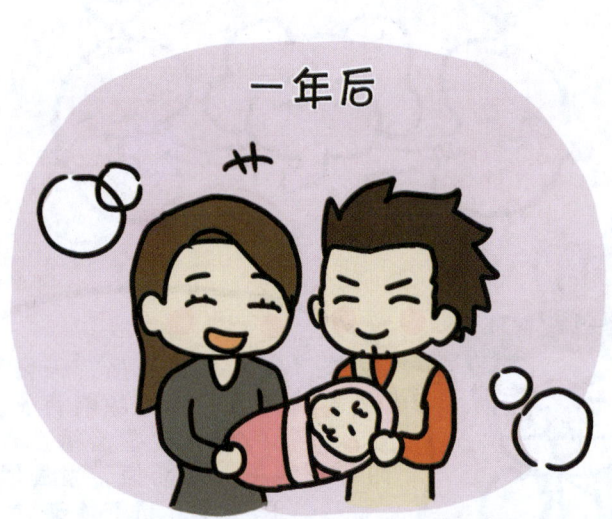

三十三、量体裁衣

男性迟发性性腺功能减退的阶段性治疗

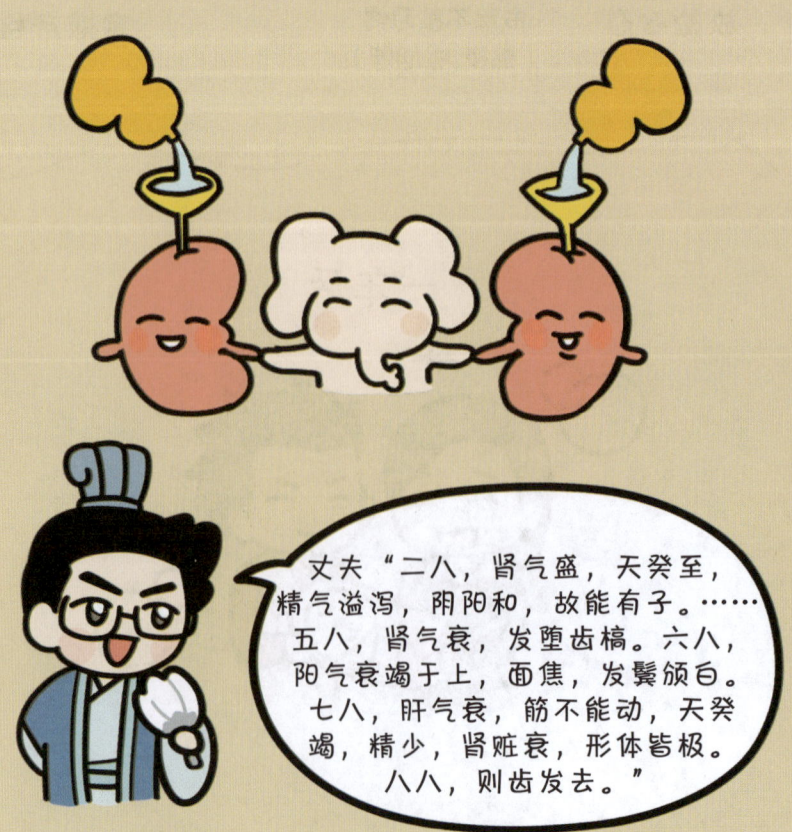

丈夫"二八,肾气盛,天癸至,精气溢泻,阴阳和,故能有子。……五八,肾气衰,发堕齿槁。六八,阳气衰竭于上,面焦,发鬓颁白。七八,肝气衰,筋不能动,天癸竭,精少,肾脏衰,形体皆极。八八,则齿发去。"

男科漫谈

男性迟发性性腺功能减退

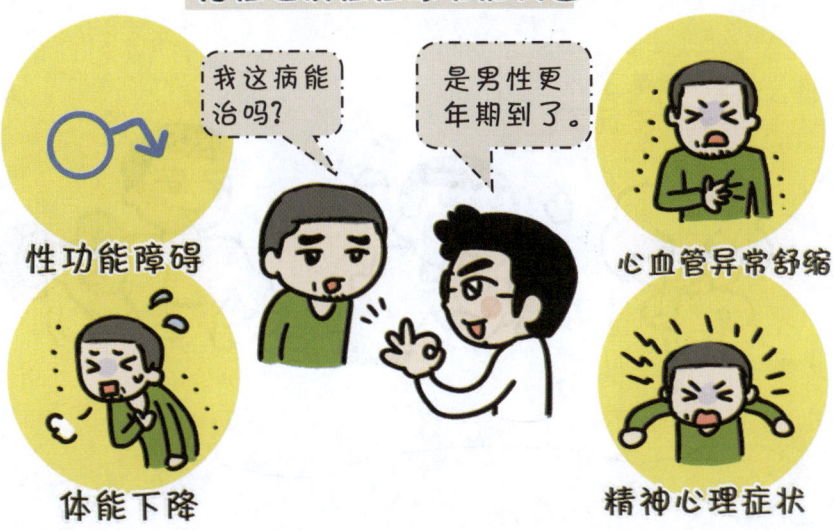

性功能障碍

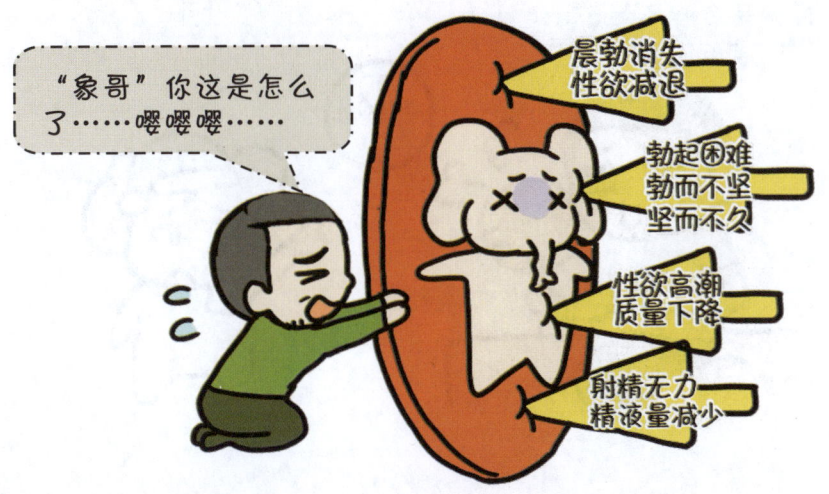

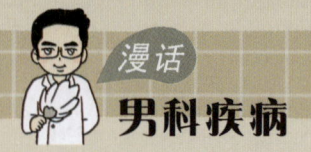

体能下降

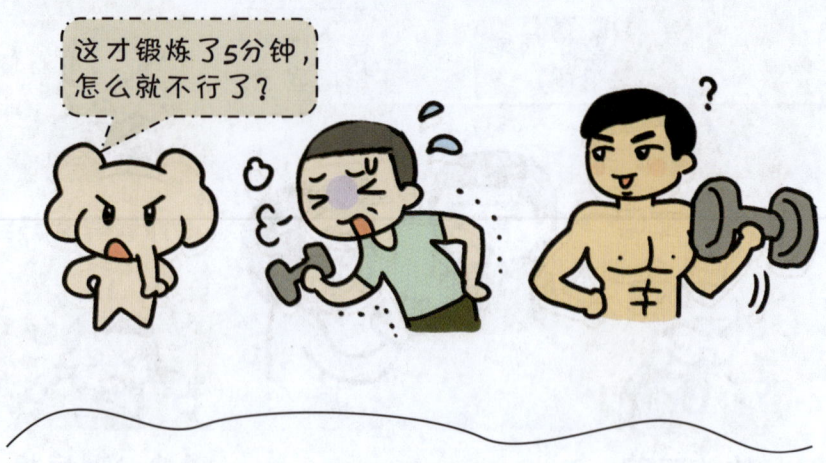

心血管异常舒缩症状

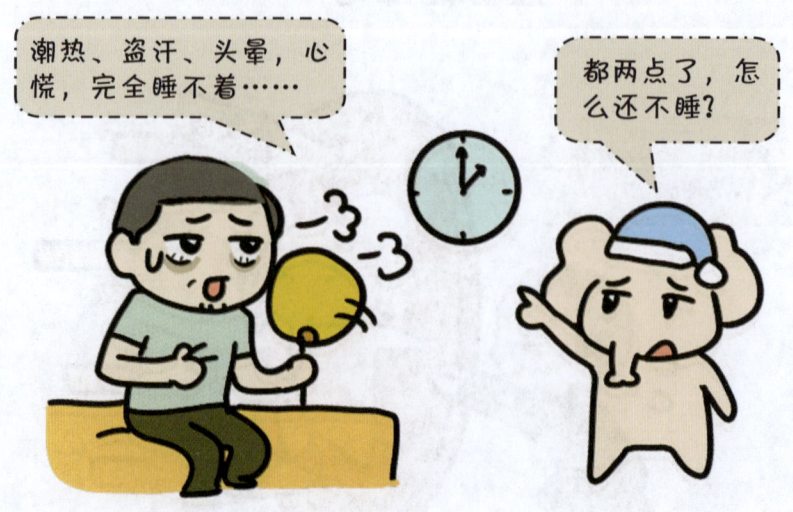

精神心理症状

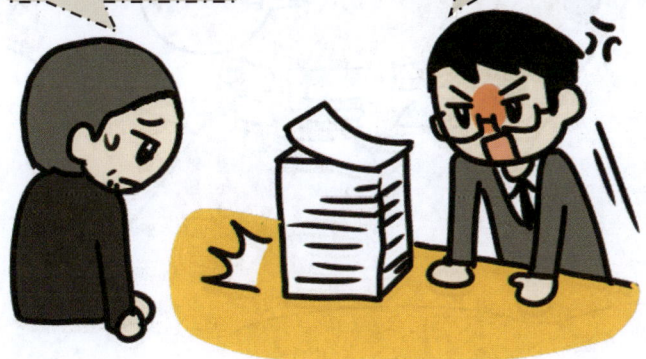

最近精神特别差,很难专注,工作效率很低。

你是老员工了,这个项目怎么这么多问题?!

其他症状

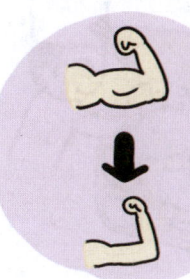

肌肉减少

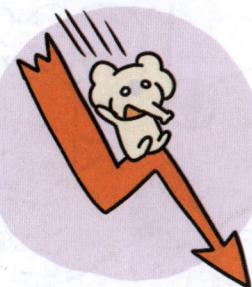

骨密度降低,雄激素下降,机体胰岛素敏感度下降

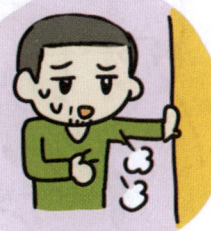

代谢综合征、2型糖尿病、认知功能减退

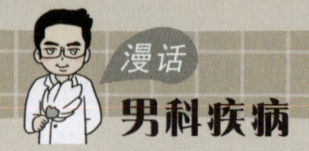

漫话男科疾病

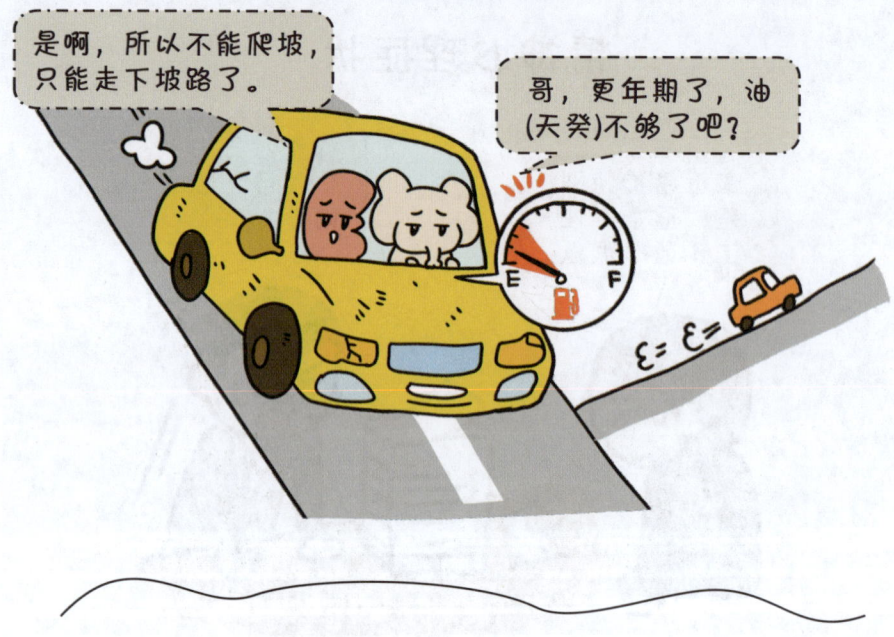

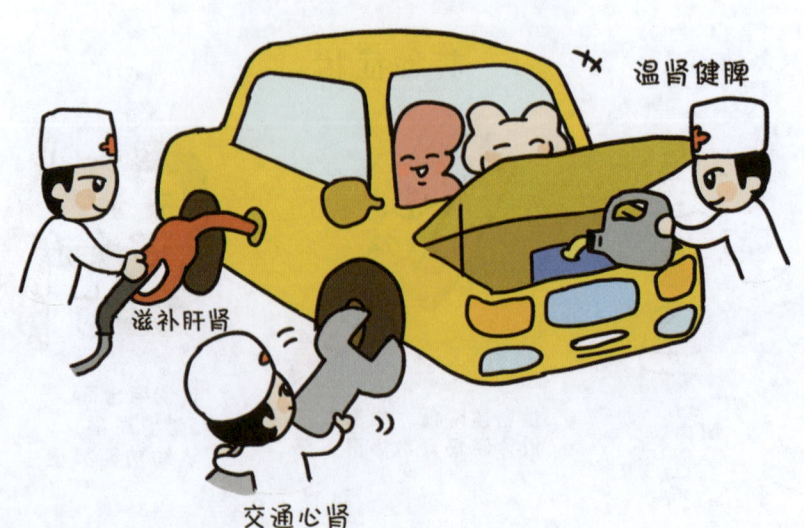

男科漫谈

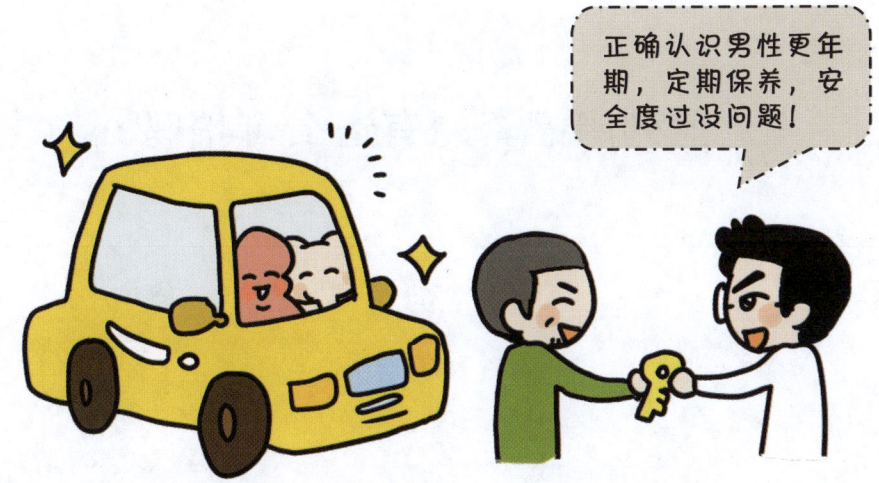

三十四、泰然自若

前列腺癌真的有这么可怕吗？

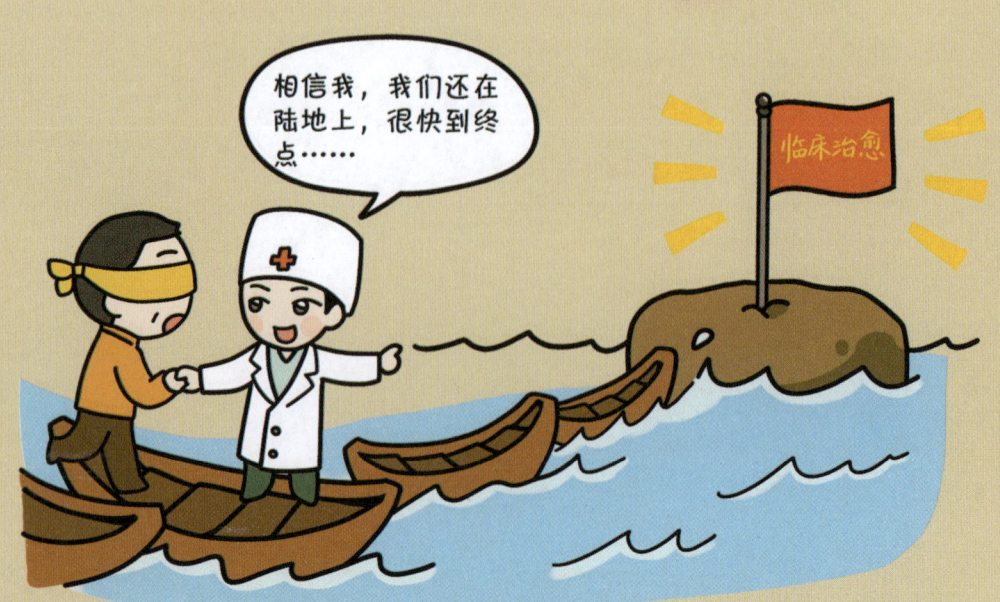

男科漫谈

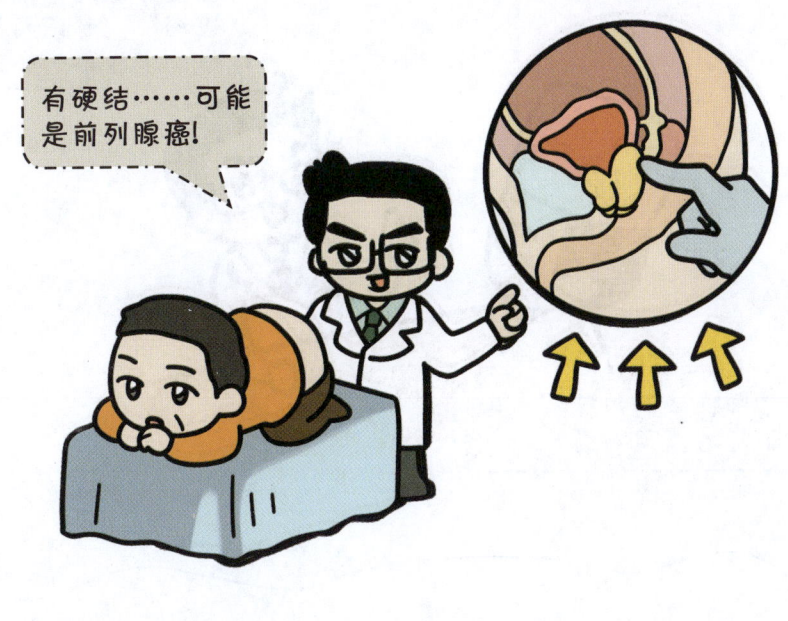

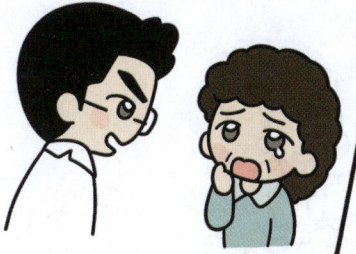

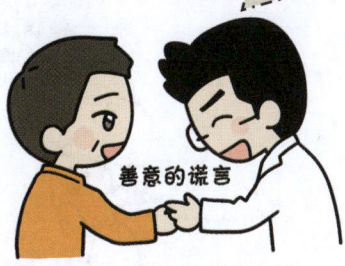

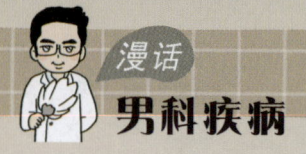

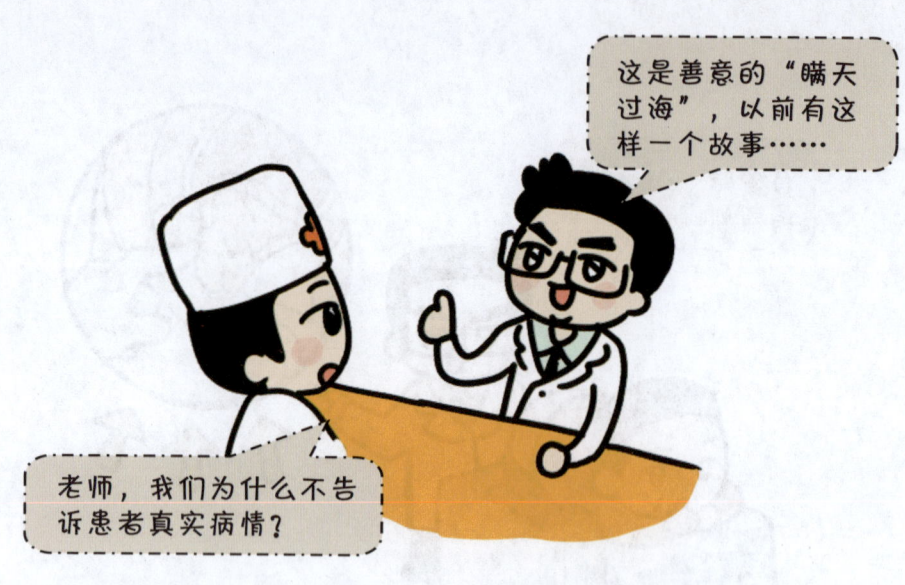

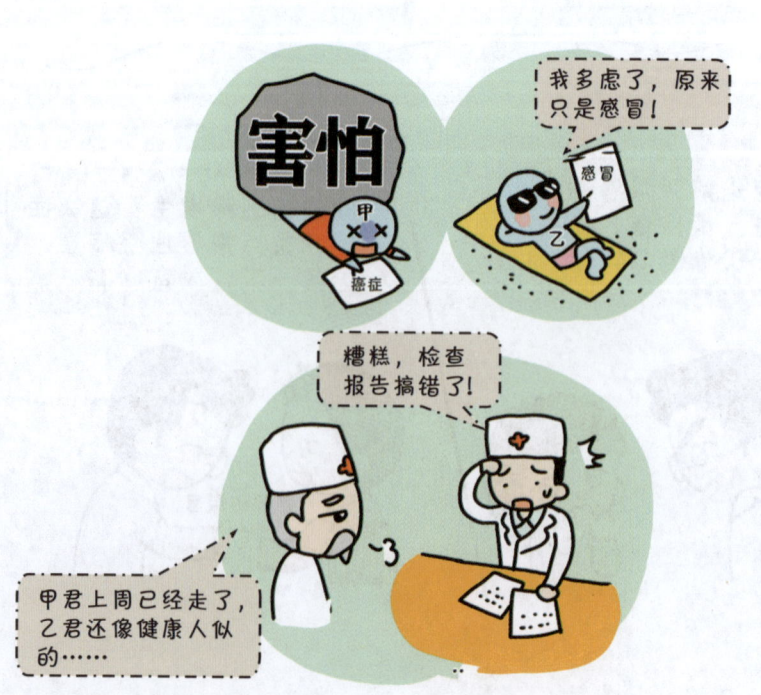

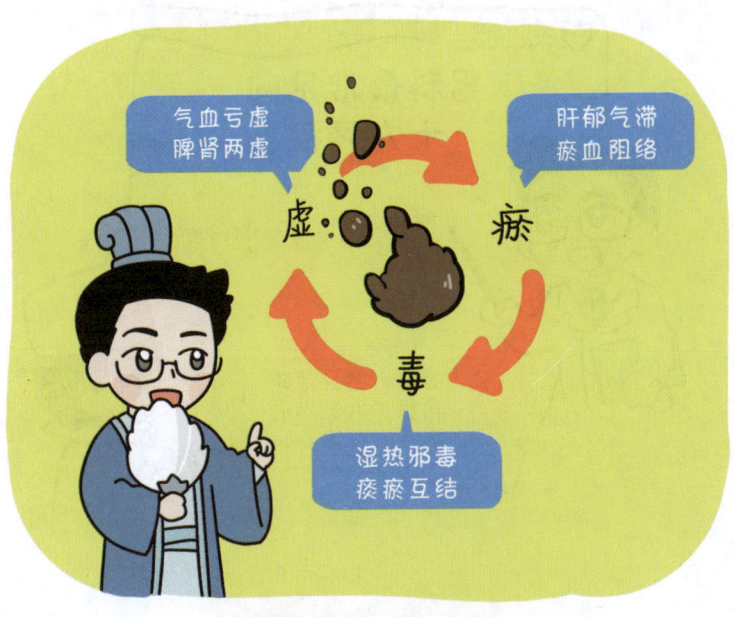

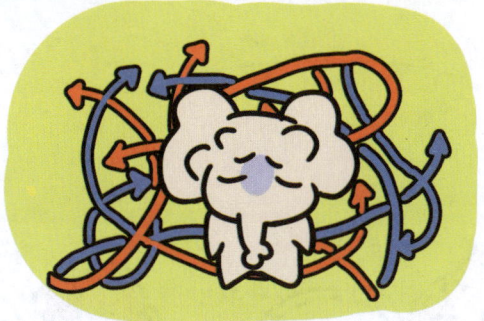

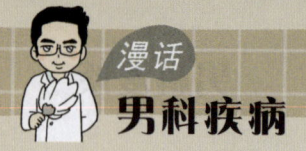

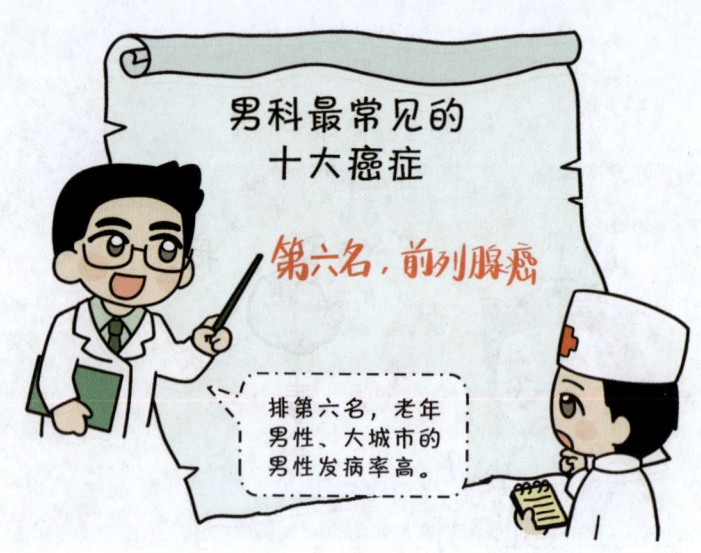

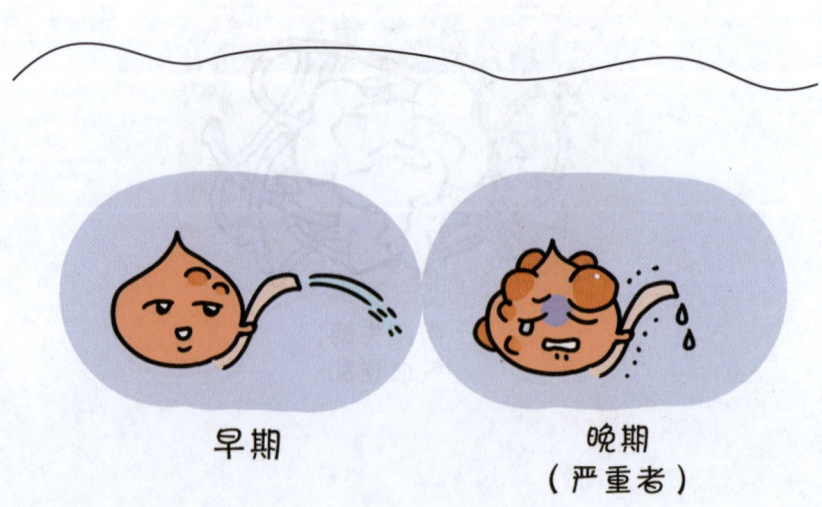

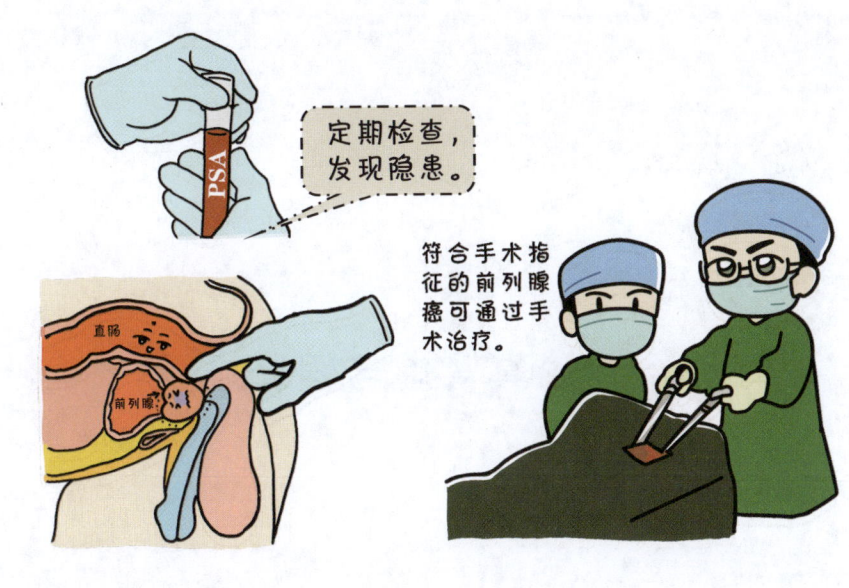

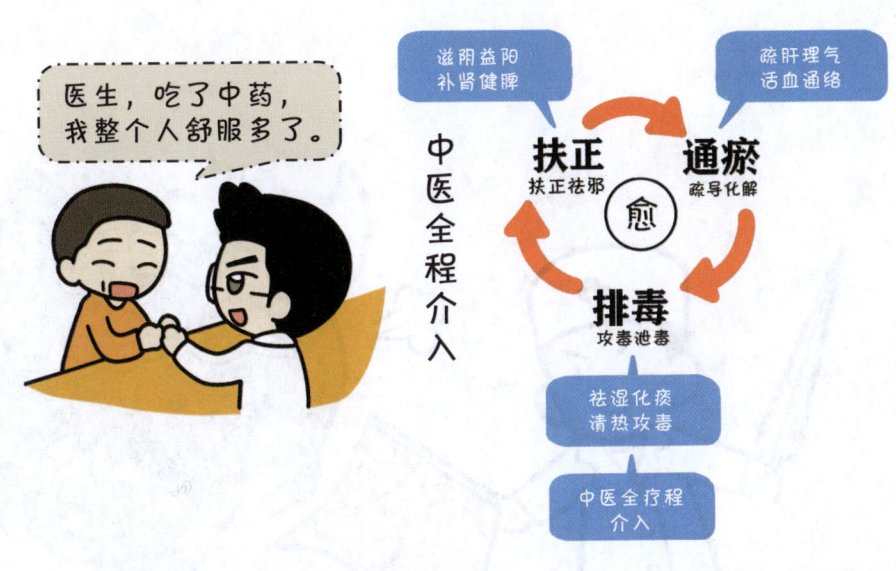

三十五、虚虚实实

论真肾虚与假肾虚

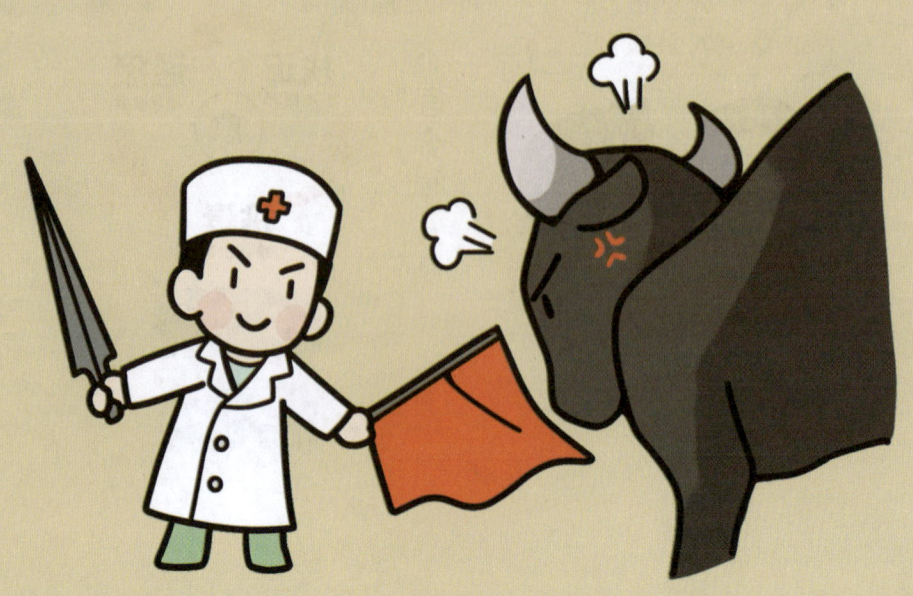

男科漫谈

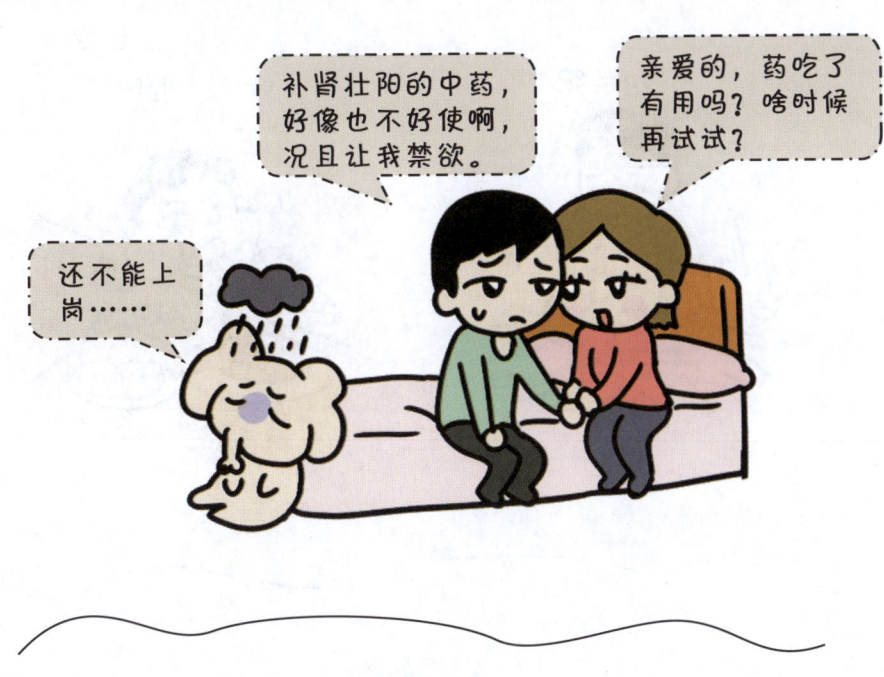

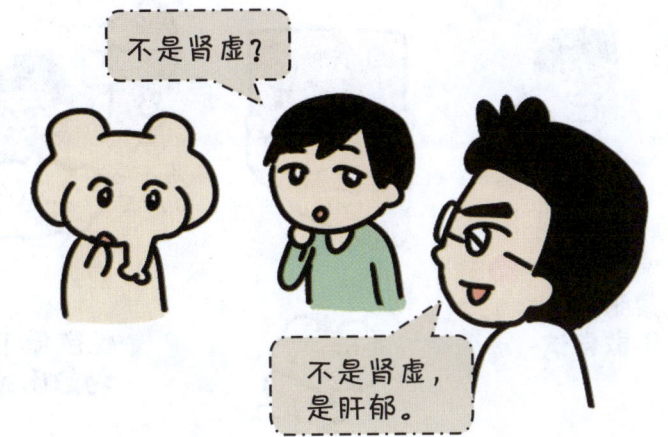

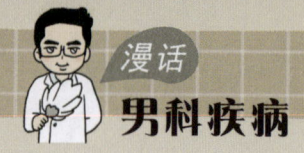

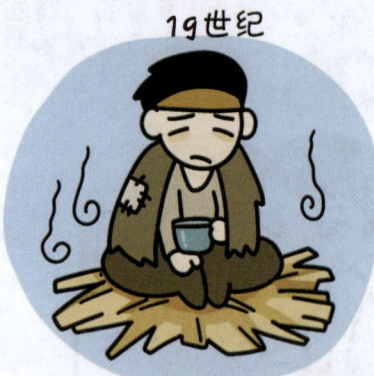

19世纪

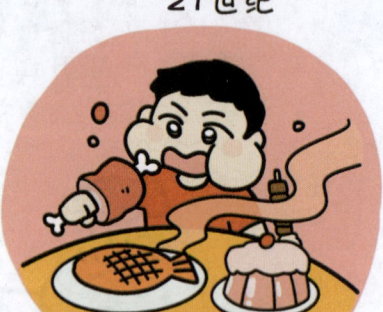

21世纪

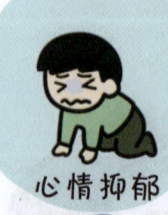

心情抑郁

自我怀疑、否定

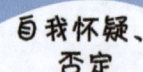

自我怀疑 自我否定

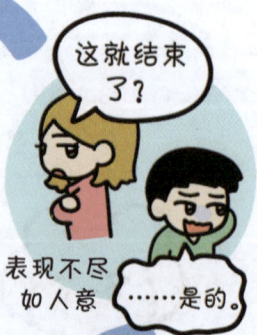

这就结束了?

表现不尽如人意 ……是的。

紧张焦虑 不敢尝试

性欲低下 勃起困难

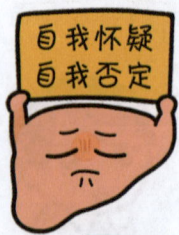

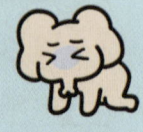

"象哥"状态下降

男科漫谈

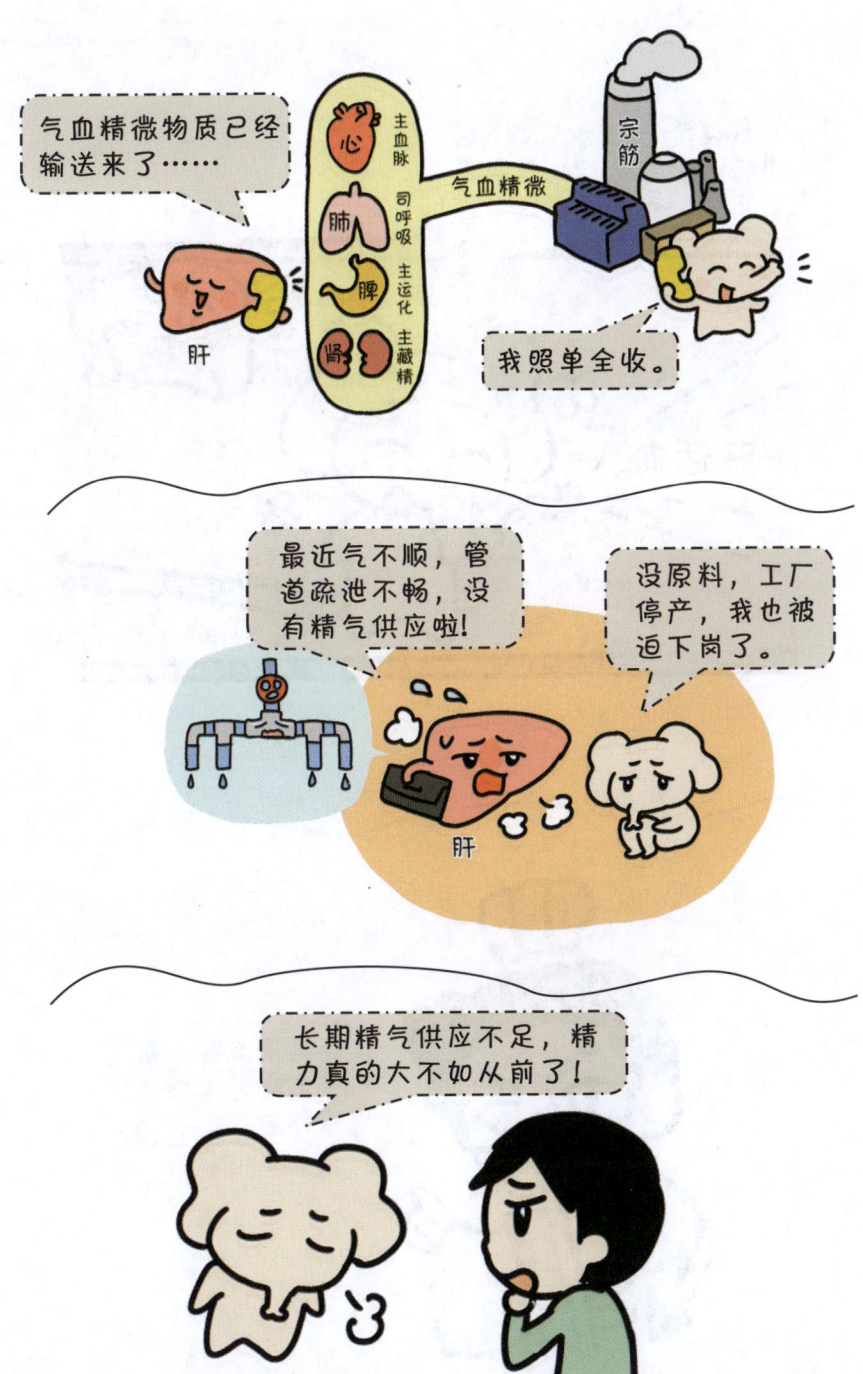

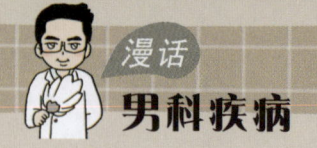

漫话 男科疾病

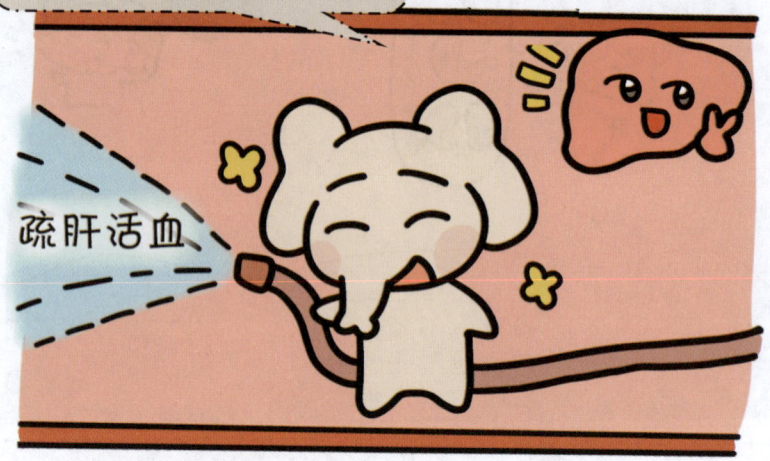

肝哥恢复了疏泄，加上活血药清理管路，精气供应更充足，我的表现更出色！

疏肝活血

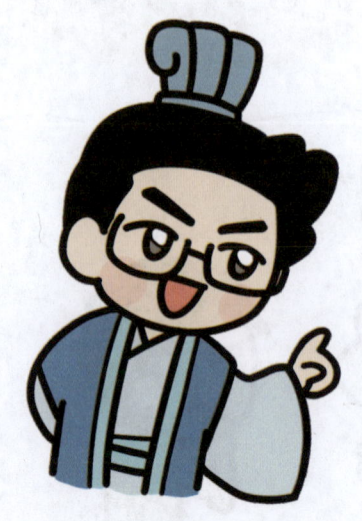

要辨清虚实，避实击虚，不可盲目补肾。

三十六、心知肚明

如何正确看待性功能的变化？

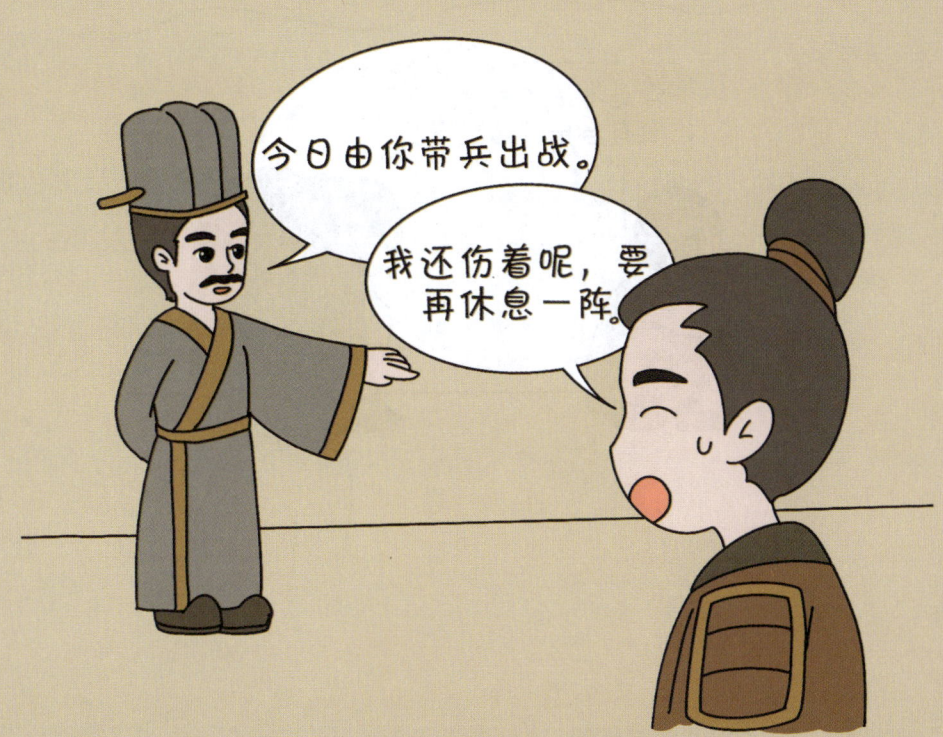

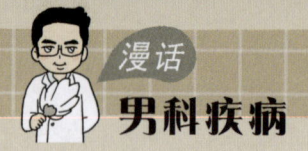

漫话男科疾病

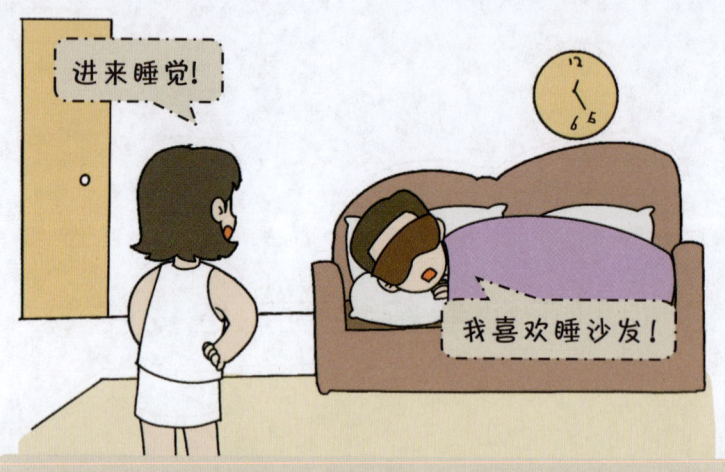

男人对于自身功能、性欲的下降没有清晰认知，假装听不懂，以此来逃避性生活。

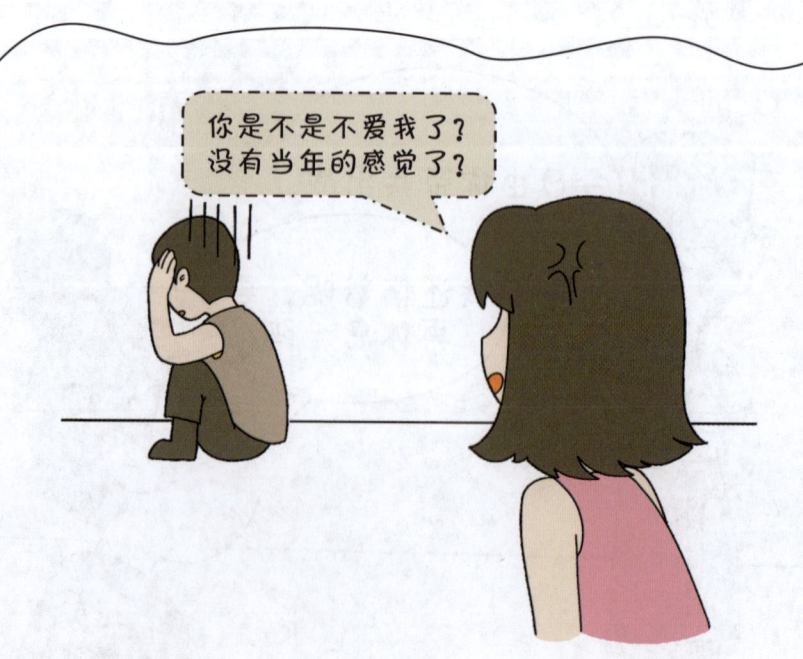

男科漫谈

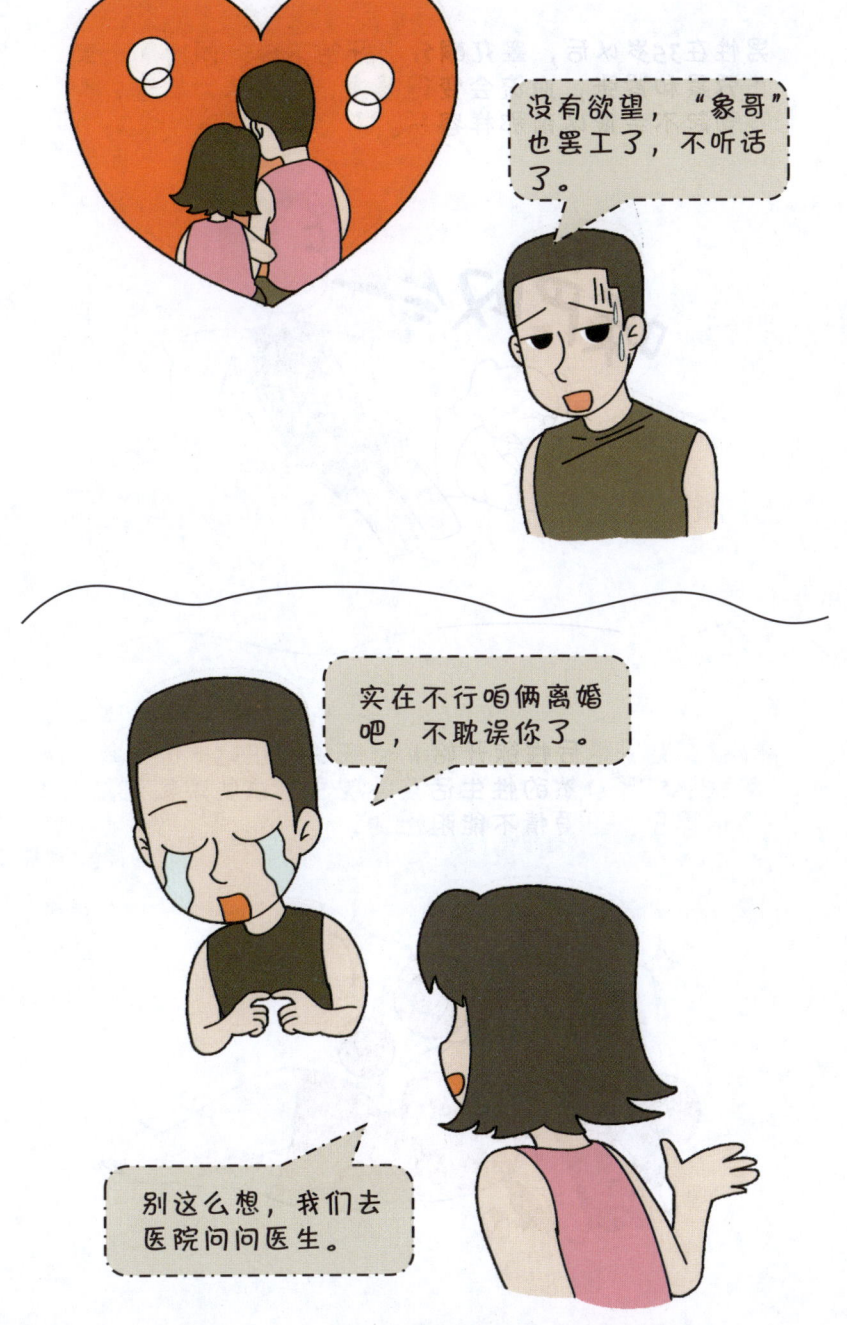

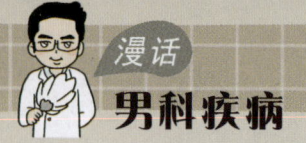

漫话男科疾病

男性在35岁以后,睾丸酮分泌开始下降,同时加上工作劳累和紧张,血流会变得缓慢,肌肉张力减退,阴茎勃起不会像以前那样容易。

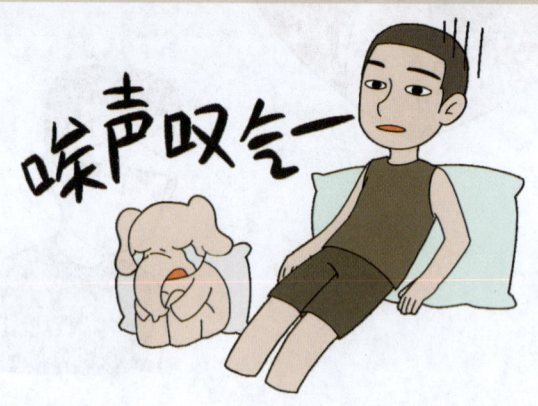

女性在35岁以后性欲开始变得旺盛,在35岁这个年龄就形成了自然的性生活互补想象。这些现象纯属生理现象,是爱情不能阻止的。

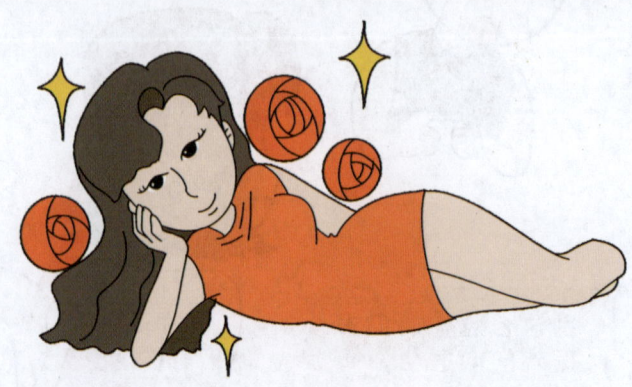

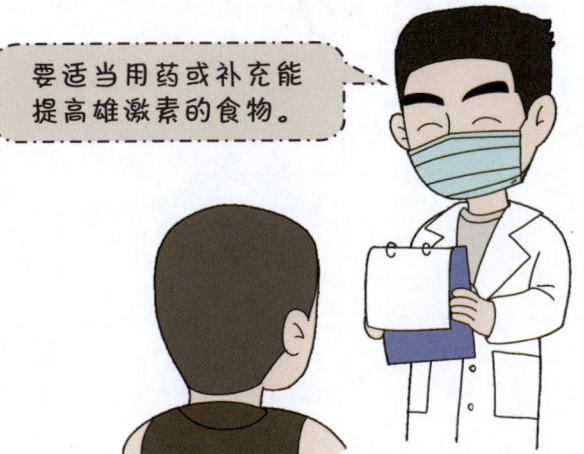

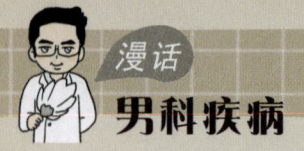

漫话 男科疾病

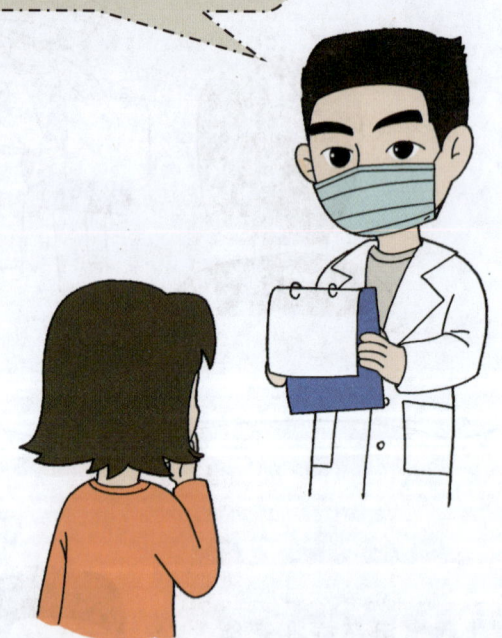

心有余而力不足不是你老公的借口。你老公的潜力还有待你的开发。你的信任与关爱是任何名贵药品都无法代替的无形良药。